Dr J. MOLINIÉ

(DE MARSEILLE)

L'HYDRORRHÉE NASALE

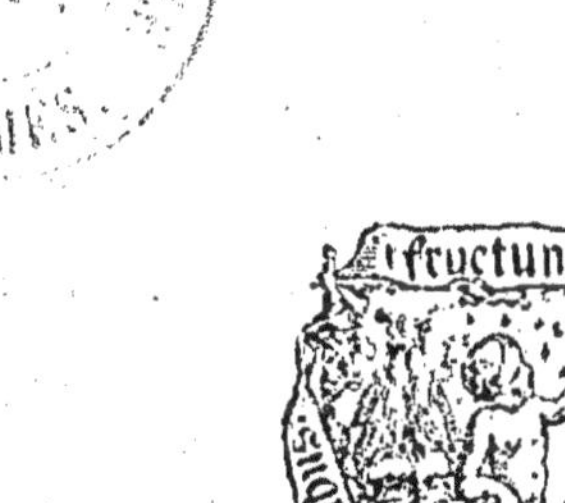

PARIS

SOCIÉTÉ D'ÉDITIONS SCIENTIFIQUES

4, rue Antoine Dubois, 4

1901

Travaux et Publications du Dr J. MOLINIÉ

Le Traitement de la tuberculose laryngée par les injections sous-cutanées de cantharidate de potasse, en collaboration avec le Dr Charazac (Ann. policlin. de Toulouse, 1890).

Un Cas de glossite et de labialite double tertiaires (Ann. de dermat. et syphilig.).

Considérations sur le lupus primitif des fosses nasales (Midi méd., 1893).

L'Asthme des foins et le coryza spasmodique (Thèse de Paris, 1894, 101 pages. Oct. Doin, éditeur).

De l'emploi des lamelles de celluloïd dans le traitement post-opératoire des synéchies des fosses nasales (Rev. de laryngol., rhinol. et otol., 1894).

Un Cas d'otorragie double dans la fièvre typhoïde, en collaboration avec le Dr Daunic (Comm. à la Soc. franç. d'otol. et rhinol., mai 1895).

De la dysphagie dans la tuberculose laryngée; de son traitement (Comm. au Comité méd. des Bouches-du-Rhône).

De la laryngite sèche (Rev. de laryngol., rhinol. et otol., 1895, n° 13).

Laryngoplégie unilatérale par lésion traumatique du spinal (Comm. à la Soc. franç. de laryngol, *in* Rev. de laryngol., oct. 1897).

Corysa caséeux, dû à la présence d'un bouton de bottine dans la fosse nasale droite (Comm. au Comité méd. des Bouches-du-Rhône, *in* Marseille méd., 1er février 1898).

Trois cas d'ozène guéris par les injections hyperdermiques de sérum de Roux (Ann. des mal. de l'oreille, du larynx et du nez, avril 1897).

Sinusite fronto-maxillaire droite. Trépanation et curettage par la méthode de Luc. Guérison. Présentation du malade (Comm. au Comité méd. des Bouches-du-Rhône, *in* Marseille méd., 1er avril 1898).

Un cas de sécrétion nasale de couleur bleue (=chromo-rhinorrhée) (Comm. à la Soc. franç. de laryngol., rhinol. et otol., *in* Rev. de laryngol., 1898, n° 44).

Les corps étrangers du nez chez les enfants (Comm. au Congrès de Pædiatr., obstétr. et gynécol.; session de sept. 1898, *in* Méd. moderne, 1898).

De l'occlusion membraneuse de la trachée (Ann. des mal. de l'oreille, du larynx et du nez, avril 1899, n° 4).

L'Asthme des foins et les Rhinites spasmodiques vaso-motrices (Rev. générale, Gaz. des hôpit., mai 1899).

Pan-sinusite de la face avec dégénérescence myxomateuse de la muqueuse nasale, traitée chirurgicalement et guérie (Rev. de laryngol., rhinol. et otol., 1899).

Deux abcès sous-dure-mériens, dont un gazeux, ouverts au cours d'une trépanation mastoïdienne (Rev. de laryngol., rhinol. et otol., 1900).

De l'hydrorrhée nasale (Archiv. internat. de laryngol., rhinol. et otol., 1900).

Évolution des mastoïdites non opérées (XIIIe Congrès internat. de méd., Paris, 1900, *in* Rev. de laryngol., rhinol. et otol., 1900, n° 49, p. 660.)

Dr J. MOLINIÉ

(DE MARSEILLE)

L'HYDRORRHÉE NASALE

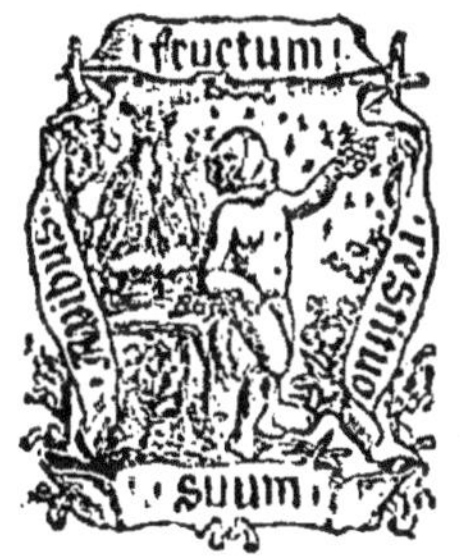

PARIS

SOCIÉTÉ D'ÉDITIONS SCIENTIFIQUES

4, rue Antoine Dubois, 4

1901

L'HYDRORRHÉE NASALE

CONSIDÉRATIONS GÉNÉRALES

Définition. — *L'hydrorrhée nasale (qu'il serait peut-être plus correct, au point de vue étymologique, d'appeler « rhino-hydrorrhée ») peut se définir : un écoulement abondant de liquide aqueux (séreux, albumineux ou muqueux) par les orifices des fosses nasales.*

Ainsi comprise, l'hydrorrhée nasale apparaît plutôt comme un symptôme nosologique que comme une entité morbide, contrairement à l'opinion généralement admise d'après laquelle cette manifestation pathologique serait une maladie déterminée.

En admettant le premier point de vue, nous ne faisons que traduire l'idée qui se dégage, à notre avis, de l'examen attentif des diverses observations rapportées sous le titre d'hydrorrhée nasale.

Les unes, en effet, comparables par l'existence d'un symptôme commun, sont distinctes par les manifestations surajoutées; les autres, quoique identiques dans la forme, diffèrent dans leur essence.

Il nous semble donc nécessaire, comme principe fondamental de notre travail, d'insister sur ce fait que l'écoulement de liquide aqueux par le nez, quels que soient son mode d'apparition et sa nature, reste un phénomène sans valeur caractéristique au point de vue nosographique : conséquemment, que l'hydrorrhée constitue la manifestation commune à de multiples états pathologiques, comme l'ascite est l'expression de diverses maladies abdominales ou dyscrasiques.

Aussi le but de cette étude doit-il être de décrire les caractères et l'évolution clinique du symptôme hydrorrhée dans chacun des troubles morbides dont il dépend, de chercher la signification qu'il revêt avec l'état pathologique qu'il représente.

APERÇU HISTORIQUE GÉNÉRAL

Avant d'aborder notre sujet, nous croyons nécessaire de présenter un exposé sommaire de la question, en relatant les phases principales des discussions qu'elle a soulevées.

Le terme d'hydrorrhée nasale a été créé en 1889, par Bosworth, pour désigner « une curieuse maladie des fosses nasales, ayant pour principal symptôme un abondant écoulement par le nez de liquide aqueux. Cette affection, dit Bosworth, présente une certaine analogie avec la fièvre des foins *(hay fever)*, mais en diffère par le moment de son apparition, qui peut survenir en toute saison. Elle n'est pas cependant toujours dépourvue d'un certain degré de périodicité, car elle est parfois susceptible de reparaître à jours fixes ou à certaines heures déterminées ».

Parmi les 18 cas qui servent de base à cette description, 2 sont personnels à Bosworth, et se rapportent à des malades qui, après avoir éprouvé des chatouillements dans le nez et présenté des éternuements, voyaient survenir un écoulement nasal, abondant et aqueux, durant trois à quatre heures chez l'un, et vingt-quatre heures chez l'autre.

Les 16 autres observations, dues à Rees, Forster, Anmannus, Elliotson, Davies, Vieusse, Althaus, Paget, Tillaux, Fisher, Speirs, Leber, Nettleship, Priestley Smith, Baxter,

Mathieusen, ont comme caractère commun et prédominant l'existence d'un écoulement abondant et aqueux, survenant sans éternuements ni irritation préalables.

Bien que les observations ne soient pas absolument comparables, par leurs allures cliniques, bien que, de l'aveu même de l'auteur, le liquide ne soit pas identique comme nature, Bosworth rassemble tous les faits dans le même groupe morbide. Il établit toutefois une distinction en deux classes, selon que l'écoulement est précédé de manifestations réactionnelles, ou qu'il est indolore et passif.

Voici l'interprétation qu'il donne des phénomènes : la première forme est provoquée par un trouble fonctionnel, siégeant dans les ganglions sympathiques supérieurs, ayant pour conséquence une action inhibitrice des fibres sécrétoires du trijumeau; la deuxième forme (passive) suppose une paralysie du trijumeau. « A l'état normal, dit Bosworth, ce nerf exerce une action inhibitoire sur l'exosmose séreuse, qui se fait normalement à la surface de la muqueuse : la paralysie du trijumeau amène une filtration indolore et inconsciente de liquide à travers cette muqueuse. C'est cette paralysie qui donne naissance à l'hydrorrhée passive. »

Nous devons faire remarquer que si le mot créé par Bosworth est nouveau, les faits visés dans sa description ne sont pas restés ignorés jusqu'à lui; un certain nombre sont décrits par Trousseau et Guéneau de Mussy. Ces deux auteurs, sous les noms de coryza nerveux et de rhino-bronchite spasmodique, citent des cas d'abondant écoulement par le nez de liquide aqueux, précédés d'éternuements. Ils voient dans ces phénomènes la manifestation d'un état dyscrasique.

La conception de Bosworth est, néanmoins, assez bien accueillie. En 1890, Spencer Watson la reproduit dans son *Traité des maladies des fosses nasales*, et signale, en outre, l'association fréquente des troubles oculaires et de l'hydrorrhée passive.

Moure, dans son *Manuel des maladies des fosses nasales*

(1892), est un des rares auteurs français qui fasse mention de l'hydrorrhée nasale. Il paraît accepter et comprendre comme Bosworth cette nouvelle maladie.

Mais, dans la même année, l'unité morbide de l'hydrorrhée nasale subit les premières atteintes de dissociation. Anderson rapporte un cas d'écoulement aqueux persistant, provoqué par une lésion du sinus maxillaire. Lichtwitz, analysant le travail de Bosworth, exprime l'avis que l'hydrorrhée n'est qu'un symptôme commun à des affections variées.

Malgré sa justesse, cette remarque n'a guère contribué à éclaicir le problème pathogénique, car son auteur continue à utiliser le mot «hydrorrhée» dans un sens qu'il juge défectueux.

Il en résulte une confusion dans les esprits qui se reflète dans des travaux importants. Ainsi, Jankelevitch rapporte sous un même titre des faits assez disparates, ce qui démontre le défaut d'idées précises sur la signification du terme « hydrorrhée ».

De plus, tandis que certains auteurs (Fink, Lermoyez, Fenikory Bean, Cresswel Baber, etc.) considèrent comme justement qualifiés d'hydrorrhée les faits d'écoulement nasal précédés de manifestations réactionnelles, d'autre part Mac Donald Sajous, Garel, Molinié, etc., considèrent ces mêmes faits comme des exemples de rhinites spasmodiques, et les détachent du groupe morbide créé par Bosworth. Ils pensent que le mot «hydrorrhée» doit être réservé aux cas d'écoulements passifs et continus, dépourvés de manifestations surajoutées.

Pas plus que les précédentes, cette dernière opinion ne peut, à l'heure actuelle, se soutenir, car le flux aqueux, bien qu'indépendant en apparence de toute cause d'irritation locale ou de voisinage, bien que revêtu de caractères cliniques identiques, peut traduire des états différents et relever de pathogénies variées.

Saint-Clair Thomson a montré que, dans le groupe de

l'hydrorrhée passive, un certain nombre de cas étaient dus à l'issue par le nez de liquide céphalo-rachidien. Les observations d'Anderson, Arslan, Gaudier prouvent que les sinus peuvent, dans certaines conditions pathologiques, donner naissance à un écoulement aqueux continu et indolore.

Ces constatations ont eu pour résultat de réduire le domaine de l'hydrorrhée à des proportions si minimes que son existence en tant qu'entité morbide peut être légitimement mise en doute.

DIVISION DU SUJET

Ainsi qu'on le voit par cet exposé, le sens du mot « hydrorrhée » manque de précision, et les groupes morbides qu'il désigne sont dépourvus de stabilité et de cohésion.

Aussi le besoin de fixer la signification des mots se fait-il impérieusement sentir, ainsi que la nécessité d'ordonner tous les faits qui vont être passés en revue.

Nous adoptons le terme de *rhino-hydrorrhée* comme synonyme d'*hydrorrhée nasale,* en spécifiant bien que cette dénomination sert seulement à désigner l'écoulement par le nez de liquide aqueux, sans distinction d'origine, sans détermination de proportions, de continuité ou de durée.

Puisque les états pathologiques qui comptent la rhino-hydrorrhée au nombre de leurs manifestations, quoique n'ayant entre eux, pour la plupart, aucun lien de parenté, ne traduisent par ces différences de nature par des modifications parallèles dans les modalités de l'écoulement, il faut rejeter toute classification fondée sur les caractères de l'hydrorrhée. Pour ce motif, nous abandonnerons la division créée par Bosworth en hydrorrhées passives et actives, car elle conduit, ainsi que nous l'avons vu, à la formation de groupes hétérogènes.

On ne peut accueillir avec plus de faveur la distinction des hydrorrhées en vraies ou fausses, les premières étant d'une réalité trop problématique.

Plus naturelle et plus logique nous paraît la division déduite des constatations anatomo-cliniques; aussi proposons-nous d'établir une grande ligne de démarcation entre les cas d'écoulement sécrété par la pituitaire et les cas d'écoulement ayant leur origine en dehors de la muqueuse nasale.

Dans une première classe, nous plaçons sous le nom de *rhino-hydrorrhées entopiques* toutes les formes d'écoulement issu de la pituitaire. Nous divisons ces états pathologiques en : *a)* rhinites spasmodiques; *b)* rhinites hydrorrhéiques; *c)* rhinites réflexes (à point de départ immédiat ou éloigné).

La deuxième classe, *rhino-hydrorrhées ectopiques*, englobe toutes les variétés connues ou possibles d'écoulement aqueux originellement étranger à la muqueuse nasale, c'est-à-dire : *a)* l'écoulement venant du cerveau; *b)* l'écoulement venant des cavités annexes.

Enfin, dans une troisième classe, tout à fait accessoire et provisoire, nous rapportons sous le nom de *rhino-hydrorrhées aberrantes* quelques cas isolés qui, par leur singularité, n'ont pu être placés dans les distinctions précédentes.

On voit par cet exposé que nous allons passer en revue divers sujets assez importants de pathologie rhinologique. Nous ne croyons pas nécessaire de donner à chacun d'eux une égale ampleur de développement.

Certaines formes de rhino-hydrorrhée, ignorées hier, l'écoulement de liquide céphalo-rachidien en particulier, méritent d'être longuement décrites. Nous leur donnons ici la place la plus importante, et rapportons un grand nombre de documents se rattachant à leur étude.

Par contre, les nombreux travaux suscités par les rhinites spasmodiques nous autorisent à abréger l'étude de ces manifestations.

Néanmoins, à chaque groupe ou variété d'un même groupe

seront joints les résultats fournis par l'étiologie, les opérations ou les constatations anatomiques, et, d'une façon générale, tous les éléments nécessaires à une judicieuse interprétation des phénomènes.

A la fin de cet exposé, nous jetterons un coup d'œil d'ensemble sur les diverses formes et nous résumerons sous forme de conclusions les idées qui paraissent se dégager de l'examen et de la discussion des faits.

Dans l'espoir de mieux faire saisir l'ensemble de notre travail, nous en établissons, au préalable, le plan (voir ci-contre p. 10).

CHAPITRE PREMIER

RHINO-HYDRORRHÉES ENTOPIQUES

Les hydrorrhées sécrétées par la pituitaire offrent dans leur symptomatologie de si nombreuses ressemblances qu'il est à présumer que le mécanisme de leur sécrétion présente plus d'un point de contact. On comprend que la division de ces états morbides en trois groupes : A. *Rhinites spasmodiques;* B. *Rhinites hydrorrhéiques;* C. *Rhinites réflexes,* ne saurait représenter des affections nettement différenciées et parfaitement autonomes.

Elle répond cependant à trois types cliniques habituels, auxquels peuvent être ramenées à peu près toutes les variétés d'écoulement aqueux provenant de la muqueuse nasale. Aussi, malgré l'existence de formes de transition, nous maintenons cette classification, non seulement parce qu'elle est nécessaire à la clarté de l'étude, mais encore parce qu'elle sépare des phénomènes qui, du moins dans leurs formes les plus accusées, nous paraissent traduire des états pathologiques distincts.

RHINO-HYDRORRHÉE

(HYDRORRHÉE NASALE)

- 1° RHINO-HYDRORRHÉES ENTOPIQUES
  - A. Rhinites spasmodiques
  - B. Rhinites hydrorrhéiques
  - C. Rhinites réflexes à point de départ
    - a) IMMÉDIAT
    - b) ÉLOIGNÉ
  - DIAGNOSTIC DES RHINO-HYDRORRHÉES ENTOPIQUES
- 2° RHINO-HYDRORRHÉES ECTOPIQUES
  - A. Écoulement de liquide céphalo-rachidien (cranio-hydrorrhée)
    - a) TRAUMATIQUE
    - b) SPONTANÉ
  - B. Écoulement de liquide des sinus (sinuso-hydrorrhée)
    - a) SINUSO-HYDRORRHÉE MAXILLAIRE
    - b) SINUSO-HYDRORRHÉE FRONTALE
    - c) SINUSO-HYDRORRHÉE SPHÉNOÏDALE
  - DIAGNOSTIC DES RHINO-HYDRORRHÉES ECTOPIQUES
- 3° RHINO-HYDRORRHÉES ABERRANTES
  - Hydrorrhées médicamenteuses
  - Cas divers

CONCLUSIONS

A. — Rhinites spasmodiques.

Historique. — Trousseau décrit dans ses cliniques une maladie singulière se manifestant par un coryza subit accompagné d'éternuements violents et opiniâtres et d'écoulement aqueux abondant. Ce coryza, survenant parfois sous l'influence de causes variées et bizarres, disparaît dans quelques cas spontanément, dans d'autres est suivi d'accès d'asthme

Cette curieuse manifestation est mise en parallèle avec l'asthme des foins par Guéneau de Mussy, et le résultat de ce rapprochement est la constitution d'un groupe morbide unique englobant les deux ordres de phénomènes sous le terme générique de rhino-bronchite spasmodique.

Après Guéneau de Mussy, nous assistons à l'abandon de sa conception pathogénique, et les faits qu'il a réunis sont étudiés séparément et provoquent un inégal intérêt. Tandis que l'asthme des foins retient presque exclusivement l'attention et suscite de nombreux travaux, parmi lesquels ceux de Leflaive et Natier doivent être particulièrement signalés, la rhinite spasmodique reste longtemps délaissée, presque ignorée.

En 1890, les auteurs anglais et américains, particulièrement Mac Donald et Sajous, appellent l'attention sur elle et la dénomment rhinite hyperesthésique et éternuements paroxystiques.

Vers la même époque, sous l'influence des idées de Bosworth, la rhinite spasmodique est incorporée à l'hydrorrhée nasale bien à tort, selon nous, car l'écoulement de la rhinite spasmodique est entouré de manifestations concomitantes dont il n'est pas légitime de faire abstraction.

Nous avons consacré, en 1894, notre thèse à l'étude de ces manifestations; cette question a été reprise depuis par Garel, Vassal, Jacobson et Mignon, qui ont publié des travaux auxquels on se reportera avec fruit pour des indications bibliographiques plus complètes.

Symptomatologie. — La rhinite spasmodique se manifeste par trois symptômes primordiaux : éternuements, larmoiement, rhinorrhée séreuse, survenant par crises et se déroulant dans l'ordre suivant. Chez un sujet en pleine santé, après une sensation subjective dont le siège peut être dans le nez, à la nuque ou sur divers points du corps, apparaît une série d'éternuements violents et répétés, presque aussitôt suivis de larmoiement et d'écoulement profus par les narines de liquide clair. En peu de temps, le nez s'obstrue, les yeux s'injectent, la figure se congestionne, le pourtour des narines devient turgescent, et la lèvre supérieure s'irrite.

Les éternuements, d'abord violents et opiniâtres, diminuent graduellement d'intensité et s'espacent, amenant un calme relatif; mais la sécrétion persiste pendant plusieurs heures, avec une profusion et une limpidité surprenantes. Le malade se mouche incessamment et mouille par douzaine des mouchoirs qui ne sont ni salis ni raidis par le liquide, et retrouvent, en se séchant, leur souplesse et leur blancheur primitives.

Au bout d'un temps plus ou moins long, variant de quelques heures à quelques jours, tout rentre dans l'ordre. D'autres fois, cette crise est la phase préliminaire d'un accès d'asthme plus ou moins violent, de troubles dyspnéiques pouvant atteindre une haute intensité.

Compliquée ou non d'asthme, la rhinite spasmodique laisse après elle de l'enchifrènement, de la rougeur des conjonctives, de la lassitude et un abattement qui se dissipe peu à peu.

Le retour des phénomènes est presque toujours provoqué par une cause efficiente, variable selon les sujets, consistant, le plus souvent, en une excitation d'ordre cosmique, atteignant l'organisme par les voies sensitives et sensorielles. Les impressions olfactives et visuelles entraînent fréquemment l'éclosion des accès; ainsi certains sujets ont des crises en respirant diverses odeurs, d'autres en s'exposant à un soleil trop éclatant ou à une lumière trop vive. Parmi les autres causes de rhinite spasmodique, il faut citer les impressions mécaniques sur la muqueuse nasale, telles que la respiration des poussières, l'introduction de corps étrangers dans le nez. D'autres fois, la sensibilité tactile (chatouillement sur le front, le nez, la nuque, la peau du visage) est le point de départ des accès; la sensibilité à la chaleur, le passage du chaud au froid (extension d'un membre hors du lit) ou inversement, la pénétration dans une atmosphère surchauffée, agissent dans le même sens. Différentes autres causes d'ordre psychique (émotions, images visuelles) ou physiologique (ingestion d'aliments) amènent également le retour des phénomènes spasmodiques (toxirhinites).

Comme on le voit, ces attaques rappellent de point en point les crises de *hay fever*, et n'en diffèrent que par la date de leur apparition; en effet, on peut les observer en toutes saisons, au lieu de les voir surgir exclusivement pendant la période printanière.

Nous ne voulons pas renouveler tous les arguments en faveur de l'unité morbide de l'asthme des foins et de la rhinite spasmodique.

Nous renvoyons aux travaux de Guéneau de Mussy, Garel, et à une étude personnelle, dans laquelle nous avons mis en parallèle ces deux états; nous dirons simplement que l'identité des faits, l'analogie des causes, la similitude des facteurs étiologiques et l'existence dans une égale proportion de complications bronchiques plaident en faveur d'une maladie unique. D'autant que la périodicité et la durée de l'asthme des foins sont des particularités qui n'appartiennent pas en propre à l'affection, mais sont inhérentes aux causes occasionnelles. Celles-ci, tenant les phénomènes réactionnels sous leur dépendance, leur impriment les caractères qu'elles possèdent, et selon que leur apparition est irrégulière ou soumise aux lois de la périodicité, elles donnent naissance à la rhinite spasmodique ou à l'asthme des foins. Aussi doit-on considérer ces deux états pathologiques comme les deux formes d'une même affection, et les désigner sous un même terme, celui de : « rhinite spasmodique, » en distinguant la forme périodique et la forme apériodique.

Examen du nez. — 1° *Pendant l'attaque,* l'aspect de la muqueuse n'est pas identique chez tous les sujets. Parfois elle présente une teinte rouge foncé ; mais, dans d'autres cas, elle est simplement rosée ; il semble qu'elle présente un certain degré de turgescence, car le cornet inférieur est souvent rapproché de la cloison, et sa surface est lisse et tendue.

2° *En dehors de l'attaque,* on constate tantôt des néoplasies bénignes, telles que des polypes muqueux, ou des altérations de structure (éperons, déviations de la cloison). Ces lésions n'ont qu'une relation problématique avec le retour des crises, si l'on en juge par le peu d'amélioration qui suit leur suppression.

L'hypertrophie des cornets se rencontre dans un tiers des cas environ. La muqueuse est alors rouge et tendue ; mais, chez les autres sujets, les cornets ont un volume et un aspect normaux.

Nous appellerons tout particulièrement l'attention sur l'hyperesthésie de la pituitaire, fréquente chez ces malades. Siégeant tantôt sur certains points limités (extrémité du cornet inférieur, portion antérieure du méat moyen, tiers supérieur de la cloison), cette hyperesthésie est quelquefois étendue à toute la muqueuse nasale. Certains auteurs l'ont rencontrée dans toute la zone d'innervation du trijumeau, c'est-à-dire généralisée à toute la face.

Étiologie. — La rhinite spasmodique apparaît généralement chez les sujets d'âge moyen appartenant pour la plupart à la classe aisée de la société, mais se rencontre aussi quelquefois dans la classe populaire.

La recherche des antécédents héréditaires permet de retrouver des manifestations de la diathèse arthritique chez les ascendants, souvent même des crises d'asthme vrai ou d'asthme des foins; au point de vue personnel, les malades atteints de rhinites spasmodiques sont presque tous des arthritiques au sens large du mot, des dyscrasiques à nutrition ralentie.

La neurasthénie est un facteur étiologique de premier ordre, dont le rôle causal a été bien mis en lumière par Joal et Natier. Par contre, les grandes névroses semblent créer une sorte d'immunité pour la rhinite spasmodique, qui s'observe exceptionnellement chez les hystériques et les épileptiques.

Parmi les autres maladies générales, qui créent un terrain favorable à l'éclosion des crises, il faut également citer les affections du foie et les fièvres palustres (Mahu).

Pathogénie. — Ainsi que nous l'avons indiqué au commencement de ce chapitre, les rhinites spasmodiques sont constituées par trois symptômes primordiaux : l'*éternuement*, le *larmoiement*, l'*hypersécrétion aqueuse*, auxquels vient parfois s'adjoindre un quatrième, l'*asthme*.

Or, ces quatre phénomènes sont des réflexes; cela est manifeste pour l'éternuement, le larmoiement et la rhinorrhée séreuse; Stock et Julius Lazarus[1] ont montré d'une façon expérimentale que l'asthme était la résultante d'un spasme bronchique le plus souvent d'ordre réflexe.

Si l'on cherche à préciser les voies nerveuses qui servent à l'accomplissement de ces réflexes, on voit qu'elles se limitent

1. Julius Lazarus fait l'expérience suivante : Il curarise et trachéotomise un chien. Si on chatouille la muqueuse des cornets, on constate une résistance à la pénétration de l'air dans les bronches. La section des pneumogastriques fait cesser cette résistance, qui se reproduit si on excite le bout périphérique du pneumo-gastrique sectionné.

aux sphères d'innervation du pneumo-gastrique et du trijumeau ; l'éternuement, la rhinorrhée séreuse, le larmoiement et l'asthme sont, en effet, provoqués par des réactions fonctionnelles de ces nerfs.

Les phénomènes constitutifs des rhinites spasmodiques sont, par conséquent, des actes naturels, qui prennent un caractère pathologique du fait de leur exagération. Cette exaltation de phénomènes normaux en eux-mêmes, cette allure paroxystique des crises ont pour condition un état dyscrasique neuro-arthritique (chez les neuro-arthritiques certains noyaux de substance grise, en particulier le trijumeau et le pneumo-gastrique, sont particulièrement irritables), et pour cause déterminante une excitation variable selon les sujets.

On peut donc résumer la pathogénie des rhinites spasmodiques en disant qu'*elles sont constituées par un ensemble de phénomènes réflexes réactionnels, vaso-moteurs et vaso-sécrétoires, éclatant à l'occasion d'une excitation périphérique ou centrale chez des sujets atteints d'irritabilité nucléaire du fait de la diathèse arthritique.*

TRAITEMENT. — Les indications thérapeutiques doivent être déduites des données étiologiques et pathogéniques exposées plus haut.

Les rhinites spasmodiques évoluent presque exclusivement sur un terrain arthritique ; ce dernier offre aux phénomènes réactionnels un champ d'action qu'il faut tenter de modifier par les moyens hygiéniques, médicamenteux et thermaux.

Dans une certaine mesure, on peut appliquer un traitement prophylactique. De même qu'un sujet prédisposé à l'urticaire évite l'ingestion des aliments qui provoquent l'éruption, toute personne susceptible d'avoir des crises de rhinite spasmodique doit fuir les influences qui provoquent les accès.

Pendant la période de crises, il faut calmer l'irritabilité des centres : l'assa-fœtida, le valérianate de zinc ont été conseillés, dans ce but; on doit aussi diminuer la congestion céphalique par l'administration répétée de purgatifs salins.

En plus de cette médication générale, il faut aussi intervenir du côté des symptômes. La sécrétion rhinorrhéique est en partie séreuse, en partie glandulaire; l'emploi de la strychnine associé à l'atropine, selon la formule de Lermoyez[1], nous paraît des plus judicieux.

Faut-il intervenir sur la muqueuse nasale? Celle-ci est à la fois le point de départ de l'excitation et le siège de l'écoulement; à ce double titre, elle joue, dans l'affection, un rôle important, qu'il est naturel de chercher à réduire au minimum.

Les moyens employés dans ce but ont pour effet de diminuer la congestion et d'atténuer la sensibilité de la muqueuse nasale. Les pulvérisations d'huile mentholée, de cocaïne, d'extrait de capsules surrénales ont une action décongestionnante et anesthésique qu'il faut utiliser dans le traitement des rhinites spasmodiques. Les pulvérisations de sulfate d'atropine sont fortement recommandées par les auteurs américains. Lermoyez et Mahu ont obtenu de bons résultats par l'emploi des insufflations d'air chaud.

L'action passagère de ces médicaments, l'accoutumance rapide de l'organisme obligent à recourir à des moyens d'un effet plus durable. Les cautérisations galvanocaustiques répondent à cette indication. Mais leur application doit être soumise à certaines règles que nous allons essayer d'établir.

D'abord il faut rechercher les zones hyperesthésiques et les détruire par une pointe de cautérisation.

Dans les cas où ces zones font défaut, on doit régler l'étendue de la cautérisation sur le degré d'hypertrophie de la muqueuse.

1. Sulfate d'atropine . . . . 5 milligrammes.
Sulfate de strychnine . . . . 5 centigrammes.
Sirop d'écorce d'oranges amères . . . . . . 400 grammes.
Une cuillerée à soupe à déjeuner pendant dix jours, une cuillerée à soupe à déjeuner et à dîner pendant dix autres jours.

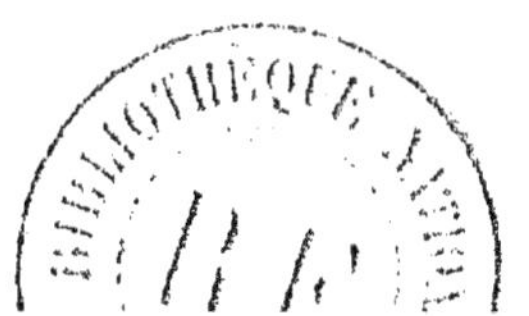

Nous avons vu que, chez certains sujets, la congestion des cornets, observée pendant les crises, disparaissait dans leur intervalle, et que la muqueuse reprenait un aspect normal ; il nous semble que sur un tissu sain il faut être sobre d'interventions. La cautérisation doit être superficielle et avoir pour but une action révulsive et non une action destructive.

Dans les formes plus nettement hypertrophiques, on sera autorisé à agir d'une façon plus vigoureuse sur les parties de la muqueuse qui ont atteint un volume exagéré.

B. — Rhinites hydrorrhéiques.

Nous décrivons sous ce titre un certain nombre de rhino-hydrorrhées, caractérisées par un écoulement de liquide d'une limpidité et d'une abondance extraordinaires, persistant pendant très longtemps sans affecter la forme de crises. Ces faits répondent au type clinique dénommé par Bosworth *hydrorrhée avec phénomènes d'irritations*. Or, beaucoup d'auteurs ont détourné ce mot de sa signification première en lui adjoignant les rhinites spasmodiques, dont l'allure diffère nettement des observations de Bosworth.

Des phénomènes morbides distincts (tout au moins dans la forme) sont ainsi rangés dans un même groupe et confondus sous la même dénomination. Cet état de choses regrettable a pour effet de frapper de stérilité les discussions dépourvues d'objet précis.

Entre les rhinites spasmodiques et les faits que nous appelons *rhinites hydrorrhéiques*, les différences de forme sont si marquées qu'une distinction s'impose, du moins pour la description. Nous nous efforcerons de démontrer qu'elle correspond à une différence de fond.

On comprend pourquoi nous substituons le terme de « rhinites hydrorrhéiques » à celui « d'hydrorrhée nasale ». Celui-ci est sujet à des interprétations trop particulières, et nous avons, en outre, déclaré, au début de ce travail, qu'il devait servir à désigner un symptôme : nous ne pouvons donc, sans contradiction, l'appliquer à un groupe morbide.

Les rhinites hydrorrhéiques sont assez peu semblables entre elles, comme on peut en juger par les observations suivantes : Bosworth rapporte l'histoire d'un malade qui ressentait des fourmillements intenses au niveau du dos du nez, et qui, peu après, voyait survenir un écoulement de liquide aqueux dont la quantité s'élevait à une pinte. Le phénomène se renouvelait très fréquemment, parfois même tous les jours, et sa durée fut de plusieurs années. La quinine arrêta cet écoulement pendant vingt jours, mais il y eut récidive. Le malade fut ensuite traité par l'hydrothérapie, l'électricité, sans succès, et le flux s'arrêta au moment où le sujet cessa tout traitement.

L'examen rhinoscopique montra l'existence de polypes qui, selon Bosworth, s'étaient développés dans le cours de cette affection.

Poulson a observé un cas excessivement curieux :

Un homme de trente ans, bien portant, éprouve au réveil une sensation d'irritation dans le nez et de pesanteur sur le front; lorsqu'il quitte son lit, la sécrétion nasale s'établit avec une telle abondance qu'il doit se résoudre à s'asseoir et à laisser le liquide couler dans un bassin. L'écoulement persiste jusqu'à deux heures de la nuit et cesse quand le malade s'endort, pour reprendre quand il se réveille. Ce phénomène dure depuis plusieurs mois, et la quantité de liquide évacué est d'environ un litre par jour.

Observation personnelle. — Une dame, âgée de quarante ans, nous dit qu'elle est très sujette, depuis trois ans, à des rhumes de cerveau qui se continuent d'une façon ininterrompue, été et hiver, et s'accompagnent d'une sécrétion limpide et abondante durant jour et nuit. La malade, le jour, dispose des mouchoirs sur tous les meubles de son appartement, de manière à en avoir incessamment à sa portée; la nuit, elle en garnit l'oreiller. L'écoulement est bilatéral, mais plus marqué à droite. Il est entrecoupé de sensations subjectives, entre autres de chatouillements dans le nez, d'éternuements espacés; le nez est sans cesse obstrué, comme dans le rhume de cerveau.

Pendant deux ans, été et hiver, la situation n'a pas varié, jusqu'au jour où les phénomènes disparurent avec le traitement suivant : cautérisation de la muqueuse et substitution d'un régime sévère (œufs, lait, viandes blanches, suppression du vin) au régime très substantiel que la malade suivait antérieurement.

Melville Hardie a rapporté deux observations : la première était caractérisée par l'existence de polypes dont le traitement arrêta l'écoulement. Voici cette observation résumée.

La malade, âgée de quarante-six ans, eut, six mois après une attaque de malaria, un écoulement du nez, d'abord peu abondant, mais bientôt très copieux, durant le jour et la nuit et rendant l'existence très pénible. Il était bilatéral, mais plus accentué d'un côté. Les rémissions étaient rares, puisque pendant dix ans il n'y eut pas seulement vingt-quatre heures de répit. Il existait, en outre, de violents éternuements, très fatigants; la lèvre supérieure était excoriée et gonflée. Cette situation fut améliorée par le traitement intra-nasal.

Dans une deuxième observation de Hardie, la malade a tous les matins de l'hydrorrhée pendant trois à quatre heures, avec éternuements et picotements inconstants ; elle éprouvait aussi des céphalées et des troubles oculaires, sans lésions du fond de l'œil.

Lichtwitz résume ainsi un cas très curieux qui se rapproche par certains côtés des rhinites spasmodiques, mais en diffère par l'exaltation de tous les phénomènes et leur défaut de coordination.

Une malade, atteinte depuis son enfance d'un sécrétion muqueuse qui lui tombait à chaque moment dans l'arrière-gorge, a été affligée pendant vingt-neuf ans de pesanteur dans le nez et d'écoulement profus de liquide aqueux; accès accompagnés de crises d'éternuement, de larmoiement, de photophobie; l'écoulement sort principalement de la narine droite; il est tellement profus que la malade mouille ses vêtements et son ouvrage; quand elle essaye de travailler, il se forme sur le plancher, à l'endroit où elle est assise, de véritables petits ruisseaux, et la nuit le drap et le traversin sont inondés. Le liquide est clair comme de l'eau et n'empèse pas le linge. De plus, il existe des démangeaisons sur tout le corps, une difficulté pour ouvrir les yeux, de l'hémianopsie et des attaques convulsives avec perte de connaissance.

L'affection cessa au bout d'un an après plusieurs ponctions du sinus frontal droit par la méthode de Shaffer.

Ces rhinites hydrorrhéiques se caractérisent donc par la longue durée et l'abondance extrême de la sécrétion. L'exagération des troubles sécrétoires coïncide souvent avec l'atténuation des troubles réactionnels. On observe, en effet, des éternuements espacés et moins violents que dans la rhinite spasmodique. En outre, la sécrétion n'apparaît pas sous forme de crises, et sa relation avec une cause déterminante n'est pas nettement établie.

De toutes les manifestations hydrorrhéiques que nous avons passées en revue, c'est celle-ci qui mériterait le mieux le titre d'hydrorrhée nasale vraie, car l'issue abondante de liquide venant de la pituitaire reste souvent le phénomène objectif unique, et constitue à la fois le symptôme et la maladie.

Il ne faut cependant pas se hâter de conclure à l'existence d'une hydrorrhée essentielle, car l'écoulement n'est probablement que la manifestation de causes générales ou locales, encore mal déterminées. Nous croyons même qu'il représente, dans certains cas, une forme de coryza chronique.

Analyse du liquide. — Certains auteurs ont établi avec précision la composition du liquide, mais les résultats sont encore trop peu nombreux pour permettre des conclusions définitives.

Bosworth, Creswell Baber, Fink, Fiquet, Poulson ont rapporté des résultats assez concordants, qui peuvent se résumer dans les caractères suivants.

Le liquide est blanc, légèrement visqueux; d'autres fois absolument limpide. Sa densité est de 1,006; il contient une petite quantité de matière protéique coagulable par la chaleur, ne réduit pas la liqueur de Fehling. Les protéoses et peptones sont absentes. L'extrait alcoolique ne contient pas de substances réduisantes. Les matières inorganiques s'y rencontrent dans la proportion de 0,785 o/o environ. Elles comprennent du chlorure de sodium, du phosphate de chaux, du carbonate de chaux.

Examen du nez. — D'une façon générale, les rhinites hydrorrhéiques s'accompagnent d'un aspect particulier de la muqueuse, qui est pâle et affaissée. Ces caractères se retrouvent dans la généralité des cas, mais à des degrés divers. Ils paraissent s'accentuer avec la durée de l'écoulement.

Au début, on observe un simple plissement de la muqueuse, qui devient ultérieurement flasque et pendante; enfin, à un stade plus avancé, elle donne naissance à de véritables tumeurs d'apparence polypoïde. Celles-ci peuvent siéger sur toute l'étendue du cornet inférieur et à la portion antérieure du cornet moyen. Les portions hypertrophiées atteignent parfois un volume considérable et se trouvent ainsi en contact avec la cloison. Leur consistance est mollasse. On peut les refouler aisément avec un stylet ou tout autre instrument analogue, mais elles reprennent leur développement primitif dès que la pression cesse.

Il est à remarquer que la cocaïne n'exerce pas d'action vaso-constrictive sur ces tissus; parfois même, elle amène l'exagération de l'hypertrophie.

La sensibilité de la muqueuse est généralement très émoussée, et des attouchements peuvent être pratiqués sur les cornets sans provoquer de phénomènes réflexes.

Étiologie. — Les observations sont trop peu nombreuses pour permettre de fournir une énumération précise et complète des facteurs étiologiques de cette variété de rhino-hydrorrhée. Il semble qu'elle soit l'expression de diverses tares pathologiques. Parmi les gens atteints de cette forme d'hydrorrhée, on rencontre des arthritiques, des lymphatiques, des anémiques. Les nerveux fournissent un contingent appréciable (Natier); les hépatiques et les paludéens sont aussi en assez grand nombre.

Les causes occasionnelles n'existent pas, ou tout au moins ne peuvent être déterminées avec précision. Exception doit être faite pour les influences psychiques et pour le froid, qui paraissent, dans certains cas, en relation assez étroite avec l'apparition de l'écoulement.

Anatomie pathologique. — Chatellier a présenté, en 1887, des coupes histologiques de la muqueuse nasale provenant de malades atteints d'hydrorrhée. Voici les constatations les plus intéressantes relevées par cet auteur : La membrane basale de la pituitaire est perforée par des canalicules qui la traversent perpendiculairement à sa surface et viennent s'ouvrir en entonnoir à la face interne du revêtement épithélial. L'extrémité profonde de ces canalicules se continue avec les lymphatiques dilatés, très abondants dans les couches superficielles de la membrane hypertrophiée.

De son côté, Brindel a pratiqué des coupes de muqueuse nasale enlevée, à la clinique laryngologique de la Faculté de Bordeaux, chez des sujets atteints d'écoulement aqueux. Il a constaté la disparition des glandes, ainsi qu'il résulte d'une communication faite en 1898 à la Société de médecine de Bordeaux. Le résultat de ces examens est relaté également dans un travail de Berbineau.

M. Brindel a poursuivi ses recherches sur cette question et, avec une obligeance dont nous le remercions, a bien voulu nous communiquer quelques renseignements plus complets, encore inédits; nous les transcrivons textuellement :

« Les coupes ont été pratiquées sur la muqueuse à aspect macéré du cornet inférieur.

» De l'étude des coupes, il résulte :

» 1° Que, dans un peu plus de la moitié des cas examinés, il y avait très peu ou pas du tout de glandes dans la muqueuse ;

» 2° Que, dans 22 o/o des cas, il existait seulement en couronne une seule rangée de tissu glandulaire sous l'épithélium ;

» 3° Que, dans 22 o/o des cas, le tissu glandulaire occupait une bonne moitié du champ microscopique et s'infiltrait dans la profondeur de la muqueuse ;

» 4° Que, sur une muqueuse enlevée en pleine période de crise hydrorrhéique, il n'existait que de très rares glandes à l'état de repos. »

D'autre part, sous cette même muqueuse coupée en plein fonctionnement, Brindel a noté :

« 1° L'accumulation de cellules rondes au voisinage de l'épithélium ;

» 2° La desquamation épithéliale au niveau de l'infiltration leucocytaire ;

» 3° La dilatation veineuse et la multiplication considérable des vaisseaux sanguins ;

» 4° Les extravasations sanguines au milieu du tissu muqueux, principalement dans le voisinage de la surface. »

Nous devons dire, en terminant, que ces constatations anatomiques ne proviennent pas exclusivement de sujets atteints de rhinite hydrorrhéique, mais aussi de malades atteints de rhinites spasmodiques.

Pathogénie. — Les divers éléments nerveux qu'on suppose susceptibles d'exercer, à l'état physiologique, une action sur la sécrétion nasale, ont été mis en cause dans la pathogénie de cette forme d'hydrorrhée. Voici l'énumération de ces éléments et la façon de comprendre leur intervention.

Paralysie ou trouble fonctionnel du trijumeau. — Bosworth explique l'hydorrhée passive par une paralysie du trijumeau. Selon cet auteur, ce nerf exercerait, à l'état normal, une action modératrice sur la sécrétion nasale; sa section ou sa paralysie donnerait lieu à une exosmose séreuse continue de la pituitaire.

Cette opinion est basée sur l'observation d'Althaus, dans laquelle on reconnut à l'autopsie l'existence d'une névrite de la cinquième paire chez un sujet atteint de son vivant d'un écoulement aqueux et continu.

Il nous semble que ce rôle, attribué si bénévolement au trijumeau, n'est pas suffisamment démontré par l'autopsie, car le sujet était atteint d'une lésion du sinus qui pouvait fort bien avoir provoqué la névrite du trijumeau, si bien que la paralysie paraît avoir été la conséquence plutôt que la cause de l'écoulement.

De plus, cette action frénatrice du trijumeau vis-à-vis de la sécrétion nasale n'est nullement établie, elle serait même plutôt contredite par la physiologie expérimentale.

Ainsi, les cas de section de ce nerf n'ont jamais été suivis de phénomènes hydrorrhéiques; Massoulard rapporte une série d'observations de section du trijumeau pratiquée chez l'homme dans un but thérapeutique, ayant porté sur les branches du nerf maxillaire et même au-dessus du ganglion de Gasser, et il ne signale, dans aucun cas, l'apparition de troubles hypersécrétoires de la muqueuse nasale.

Troubles fonctionnels des ganglions sympathiques cervicaux supérieurs. — Bosworth, John Mackenzie et Sajous attribuent aux ganglions sympathiques un pouvoir vaso-constricteur s'exerçant sur les fibres sécrétoires de la muqueuse nasale. Ils pensent que sous l'influence de troubles mal définis ces ganglions sont frappés d'inhibition, et que ce défaut de contrôle donne un libre cours au flux nasal.

S'il en était ainsi, la section des ganglions sympathiques devrait donner lieu à l'hypersécrétion aqueuse du nez; or, les cas de sympathectomie n'ont pas été suivis de troubles de cette nature. Lannois relate ainsi les phénomènes observés chez les malades ayant subi la section du ganglion cervical supérieur : ils éprouvent du rétrécissement de la fente palpébrale et du myosis; on constate aussi des troubles vaso-dilatateurs de la face, et particulièrement de l'oreille externe, accompagnés d'élévation de la température locale, mais l'hypersécrétion abondante de la pituitaire n'est pas mentionnée.

Excitabilité des fibres sécrétoires. — Fink et Lermoyez repoussent l'idée d'une exosmose séreuse et admettent l'existence d'une hypersécrétion glandulaire. « On ne peut comprendre, dit Lermoyez, la filtration subite de sérum à travers des vaisseaux à parois intactes et à travers un épithélium non desquamé. De plus, les autres flux aqueux de l'organisme sont d'origine glandulaire (hyperhydrose); il n'y a aucune raison d'établir une exception pour l'hypersécrétion aqueuse de la pituitaire. Enfin, Lermoyez fait remarquer que, chez les animaux, l'intoxication expérimentale par la muscarine détermine un flot séreux profus par le nez; or, les physiologistes sont d'accord pour reconnaître que la muscarine est un poison qui agit sur le système nerveux glandulaire.

Ainsi, selon cet auteur, l'hydrorrhée est fonction d'hypersécrétion glandulaire. Elle est occasionnée par un état d'excitation anormale des filets vaso-dilatateurs sécrétoires et sensitifs, contenus dans le nerf maxillaire supérieur.

A cette manière de voir on peut objecter que la composition du liquide, véritablement aqueux et pauvre en mucine, diffère totalement de la sécrétion glandulaire. En outre, la disparition des glandes constatée anatomiquement (Brindel) est une preuve formelle du défaut d'intervention de ces éléments.

Écoulement de lymphe. — L'existence de canalicules perforants, dont l'extrémité profonde se continue avec les vaisseaux lymphatiques, a suggéré à Châtellier l'idée que le flux hydrorrhéique serait dû à l'issue de liquide lymphatique à travers ces nouvelles voies de communication. Le produit de l'hydrorrhée diffère trop de la lymphe pour que cette opinion puisse être acceptée. La même objection s'applique à la théorie de Mule, qui pense que l'hydrorrhée est due à un écoulement de lymphe s'effectuant à la faveur d'une varice lymphatique.

Ainsi qu'on le voit, le problème pathogénique se limite de plus en plus, et si nous ne pouvons donner des faits une interprétation indiscutable, nous avons du moins réduit les hypothèses au minimum, en éliminant toutes les opinions controuvées.

L'idée qui se dégage de cette discussion des théories pathogéniques est que l'hydrorrhée est la conséquence d'une exosmose de sérum sanguin, liée vraisemblablement à une hypertension des vaisseaux de la muqueuse nasale.

Cette hypertension est-elle active ou passive?

A priori, l'hypothèse d'une hypertension active est plus séduisante : on comprend assez facilement que les filets sensitifs, étant dans un état d'excitabilité maladif, produisent par voie réflexe une vaso-dilatation active. Le sérum filtrerait à travers les vaisseaux de la muqueuse nasale, comme il filtre à travers les vaisseaux du glomérule rénal, par simple excès de pression.

Mais la continuité de l'écoulement, l'aspect de la muqueuse, les examens histologiques qui montrent de la dilatation veineuse, semblent en faveur d'une vaso-dilatation passive par paralysie des vaso-constricteurs. La cause de cette paralysie peut être rattachée à des troubles dyscrasiques du ganglion de Meckel; peut-être réside-t-elle dans une altération des filets vaso-constricteurs contenus dans les nerfs sphéno-palatin et palatin postérieur.

Il est aussi parfaitement possible que, dans certains cas, l'hydrorrhée soit la conséquence directe de la lésion de la muqueuse. Ce qui donnerait quelque créance à cette hypothèse, c'est l'existence fréquente d'un mode d'hypertrophie particulier à cette forme d'hydrorrhée. Nous savons bien que cette altération est considérée comme la conséquence de l'écoulement. Mais si l'imbibition prolongée de la muqueuse entraînait ce genre de modifications, on devrait le retrouver dans tous les cas d'écoulement aqueux prolongé. Or, certaines hydrorrhées, que nous étudierons dans le chapitre suivant, possèdent au suprême degré les caractères de durée de limpidité déjà si marqués dans les rhinites hydrorrhéiques, et ne s'accompagnent pourtant d'aucune altération de la pituitaire.

Ainsi donc, tout en admettant que la lésion est parfois secondaire à un trouble dyscrasique, nous pensons qu'une fois établie, elle intervient directement dans la sécrétion, par suite de la structure anatomique particulière acquise par la muqueuse nasale.

Traitement. — Les *rhinites hydrorrhéiques* se rencontrent chez des sujets de tempérament et de constitution très différents : ce sont des arthritiques, des neurasthéniques, des lymphatiques, des paludiques, des anémiques, etc.; on instituera le traitement général qui convient à chaque cas.

Au point de vue symptomatique, il nous semble que l'action des médicaments sur l'hydrorrhée doit être fort minime. On doit fonder peu d'espérances sur le traitement atropo-strychnique en raison de la nature exclusivement séreuse de l'écoulement.

Les médications locales nous paraissent, par contre, très utiles; les solutions de sulfate de zinc, d'acide gallique, de tanin injectées dans le nez pourront être de quelque secours. Les courants continus ont donné des succès ; on devra en tenter l'application.

De plus, ayant exprimé l'avis que les lésions contribuaient pour une large part à l'hydrorrhée, nous pensons qu'on doit les attaquer directement. Ici l'application des cautérisations doit être faite d'une façon large et vigoureuse. S'il existe des hypertrophies polypoïdes myxomateuses, on doit les supprimer. Lorsque les lésions sont assez localisées, la turbinotomie partielle pourra suffire; mais, dans les cas d'hypertrophie flasque diffuse, on doit recourir sans hésitation à la décortication totale des cornets; la muqueuse dégénérée n'a droit à aucun ménagement.

C. — Rhinites réflexes simples.

Le titre de ce paragraphe indique suffisamment la nature des phénomènes que nous allons étudier ; ce sont les cas d'écoulement nasal survenant après une excitation locale ou générale.

La division de ces phénomènes en deux classes s'impose, selon que le point de départ de l'excitation siège dans le nez ou dans une autre partie du corps.

a) L'hydrorrhée à point de départ nasal peut avoir de nombreuses causes, car les impressions susceptibles d'atteindre la muqueuse sont en nombre illimité. Les poussières, les attouchements, les corps étrangers introduits dans le nez entraînent après eux un écoulement aqueux. Les polypes pédiculés et mobiles sont une cause d'excitation durable. L'écoulement peut être assez abondant ; son évolution est intimement unie à celle de la cause provocatrice dont il reproduit les variations.

b) La rhinite réflexe à point de départ éloigné a comme cause habituelle l'action du froid. Les diverses façons de s'exposer au froid sont très variables : les promenades en voiture, les courants d'air, la température hivernale, l'action de l'eau, etc., produisent un écoulement aqueux réflexe. Mais, dans cetté classe de rhinites réflexes, nous devons accorder une place particulière à cet écoulement aqueux continu se produisant généralement chez les personnes âgées, et connu vulgairement sous le nom de « roupie ».

L'écoulement est, généralement, bilatéral, mais plus abondant d'un côté ; il se fait à froid, c'est-à-dire sans éternuements préalables ni troubles réactionnels concomitants ; le liquide tombe goutte à goutte, en quantité très considérable, il n'empèse pas le mouchoir.

On doit admettre que cette hydrorrhée a pour cause une susceptibilité particulière au froid. En effet, le phénomène apparaît presque exclusivement en hiver. En général, les sujets sont âgés, c'est-à-dire ont une circulation moins active; souvent ils sont chauves, par conséquent moins bien protégés contre l'abaissement de la température.

Plusieurs ont fait la remarque que le froid aux pieds ramène l'écoulement, qui apparaît, disent-ils, lorsqu'ils marchent sur le sol nu, et cesse dans les appartements recouverts de tapis.

Nous pensons qu'il y a très probablement chez ces malades une altération de la muqueuse nasale, favorisant l'hypersécrétion aqueuse.

Pathogénie. — Les rhinites réflexes simples répondent à l'exagération d'un acte naturel, et leur mécanisme pathogénique ne diffère vraisemblablement pas de celui de la sécrétion nasale normale.

Traitement. — Celui-ci doit, en majeure partie, être prophylactique. On doit recommander à cette catégorie de malades d'éviter les causes qui provoquent l'hypersécrétion aqueuse.

Diagnostic des rhino-hydrorrhées entopiques

Les rhinites réflexes simples se détachent nettement des autres modes d'hypersécrétion; elles ne constituent pas, à proprement parler, une maladie, mais plutôt un acte physiologique. Nous n'avons donc à justifier que la distinction entre les rhinites spasmodiques et les rhinites hydrorrhéiques.

Qu'elles soient périodiques ou dépourvues de périodicité, les premières ont une allure clinique très caractérisée, une netteté de formes remarquable. Elles sont constituées par des accès paroxystiques, survenant sous des influences variables, mais dont les symptômes constitutifs ont entre eux une coordination régulière, un rapport étroit. Chaque accès se déroule dans un ordre déterminé, a une durée limitée, et les crises sont séparées par des intervalles de repos.

Par contre, les rhinites hydrorrhéiques sont d'une symptomatologie vague et peu précise. Souvent dépourvues de signes réactionnels, elles se réduisent parfois à un seul symptôme, traînant en longueur pendant des périodes d'une durée illimitée. L'hypersécrétion, qui est le phénomène primordial, subit, selon les cas, des variations marquées; on ne peut lui assigner aucune relation avec une cause externe.

Les rhinites spasmodiques ont leur centre d'élaboration dans les noyaux bulbaires.

Les phénomènes constitutifs des rhinites hydrorrhéiques s'accomplissent dans un territoire nerveux plus restreint; peut-être sont-elles simplement la résultante d'une lésion locale.

Aussi, tandis que les rhinites spasmodiques ont assez de cohésion pour former une entité clinique bien définie et nettement différenciée de tous les autres modes d'hydrorrhée, les rhinites hydrorrhéiques sont des cas pathologiques disparates, très différents des rhinites spasmodiques, et très différents entre eux. Si certains cas peuvent être attribués à des troubles dyscrasiques, d'autres apparaissent comme une forme de coryza chronique.

CHAPITRE II

RHINO-HYDRORRHÉES ECTOPIQUES

A. Écoulement de liquide céphalo-rachidien (cranio-hydrorrhée).

L'écoulement par le nez de liquide céphalo-rachidien peut être : *a)* traumatique; *b)* spontané.

l'écoulement. Nous laisserons de côté tous ces cas douteux pour ne parler que des faits où l'origine céphalique de l'écoulement a été nettement déterminée.

Parmi ceux-ci, un des mieux décrits est dû à Leber. Viennent ensuite d'autres observations dues à Toison et Lenoble, Mathieusen, Wallace Mackenzie, Gutsche, Nothnagel, Groh, Édouard Meyer, Priestley Smith, Nettleship, Mermod, Berg, Güntz.

La plupart de ces cas isolés sont restés longtemps dans l'oubli; quelques-uns ont été rattachés à l'hydrorrhée nasale.

Le premier travail d'ensemble qui leur ait été consacré est dû à Wollenberg. Outre les observations antérieures, ce travail comprend une observation personnelle avec autopsie; il contient aussi les relations d'autopsie du malade de Leber et du malade de Güntz. Des considérations étiologiques et pathogéniques sur l'issue par le nez de liquide céphalo-rachidien y sont longuement développées; on y trouve, en outre, une étude approfondie sur le diagnostic des tumeurs du cerveau.

Malgré son importance, ce travail est resté ignoré. Kœrner et Sheppegrell ne le signalent pas dans leurs observations, et nous n'en trouvons aucune mention dans la monographie, pourtant très consciencieuse et très documentée, que Saint-Clair Thomson a consacrée à l'étude de l'écoulement de liquide céphalo-rachidien.

Ce dernier travail a puissamment contribué à vulgariser la connaissance de cette curieuse manifestation.

Depuis son apparition, quelques faits nouveaux ont été rapportés par Mac Caskey, Freudenthal, Fisher, Castex.

En France, la pénurie de travaux relatifs à l'issue par le nez de liquide céphalo-rachidien est extraordinaire. Nous ne connaissons qu'un seul article, dû à Mignon, dans lequel cette manifestation soit décrite.

Comme cette question, encore très neuve, soulève bien des points litigieux, nous pensons en favoriser l'éclaircissement en basant notre étude personnelle sur des données précises et sûres.

Aussi, nous ne retenons pour la description qui suit que les cas d'écoulement céphalo-rachidien indubitablement démontrés, énumérés dans cet historique. Ils sont au nombre de 22. Un certain nombre d'entre eux sont relatés dans le cours de la description, les autres sont relatés à la fin de cet ouvrage (voir p. 81).

Symptomatologie. — La cranio-hydrorrhée apparaît sous la forme d'un écoulement par le nez de liquide clair et limpide, tombant goutte à goutte d'une narine et persistant sans interruption pendant de très longues périodes (de deux mois à neuf ans).

Le sujet chez qui cette affection s'établit prend au repos l'attitude d'une personne atteinte d'épistaxis. La tête penchée en avant, il recueille le liquide avec son mouchoir ou divers objets appropriés (éponge, verre, plat, etc.). Lorsque, abandonnant la position inclinée, le malade tient la tête verticale ou légèrement ramenée en arrière, une certaine quantité de liquide s'accumule sur le plancher des fosses nasales. Il y a, du fait de cette rétention, un arrêt momentané de la sécrétion, qui fait adopter cette attitude par certains malades pendant la marche; le liquide emmagasiné est ensuite rejeté d'un seul coup.

Enfin, lorsque la tête est renversée en arrière, le liquide passe dans la gorge, où sa présence se traduit par un goût salé. Pendant la nuit, la plupart des malades se couchent sur le côté, la tête fléchie sur la poitrine, de façon que le liquide s'écoule facilement au dehors. Cette disposition est évidemment la plus favorable au repos, car dans le décubitus dorsal le liquide tombe au fond de la gorge, où il produit de simples gargouillements, d'autres fois des vomissements et même des étouffements, absolument incompatibles avec le sommeil.

La cranio-hydrorrhée se produit sans douleurs. Les seules sensations perçues par le malade sont un léger chatouillement dans les fosses nasales ou une impression de froid dans l'intérieur et à l'extrémité du nez.

On ne constate aucun trouble local extérieur, le pourtour des narines et la lèvre supérieure ne sont ni rouges ni enflammés, comme dans le coryza aigu, et, malgré la longue durée du phénomène, c'est à peine si on a quelquefois signalé une très légère excoriation de la lèvre supérieure.

Le liquide n'est donc nullement irritant, et la comparaison qu'en font les auteurs avec l'eau de roche ou le liquide des kystes hydatiques (Tillaux) en indique suffisamment les caractères physiques. Il n'empèse ni ne tache le linge, les mouchoirs imprégnés de liquide redeviennent, une fois secs, souples et propres.

Une particularité intéressante à signaler est que l'issue du liquide se fait en général par un seul orifice, et nous ne connaissons que le cas de Mermod et celui de Wollenberg dans lesquels l'écoulement se produisait par les deux narines. Dans ce dernier cas, il y avait prédominance du côté gauche.

Nous ne pouvons considérer comme écoulement bilatéral le fait de Nothnagel, dans lequel le liquide, très abondant, refluait par la narine opposée, et arrivait même à pénétrer dans l'œil par l'intermédiaire du canal nasal.

Lorsque la cranio-hydrorrhée est unilatérale, — ce qui paraît être la règle, — elle siège du côté gauche, dans la proportion de 70 o/o des cas; on ignore encore les raisons de cette localisation.

Une fois établie d'un côté, la sécrétion y persiste généralement d'une façon définitive; toutefois, Priestley Smith a vu l'écoulement débuter à gauche, s'arrêter huit jours, reprendre à droite, et rester localisé de ce côté, sans autre changement.

Leber a signalé une alternance fréquente et une interruption irrégulière de l'écoulement, qui cessait pendant des période variant de huit jours à quatre semaines, et reprenait tantôt à gauche, tantôt à droite.

La quantité de liquide est toujours abondante : elle oscille, dans la généralité des cas, entre 200 et 500 grammes ; elle est, en moyenne, de 300 grammes, mais elle peut parvenir à des quantités plus élevées : on a signalé des cas où elle était de 800 grammes par jour ; elle atteignait 1,500 grammes dans le cas de Baxter, et Nothnagel dit que chez un sujet hydrocéphale elle s'élevait à la proportion invraisemblable de deux litres par jour. Il a calculé qu'en dix-huit mois sa malade avait perdu 772 litres de liquide.

L'intensité du flux reste sensiblement la même pendant le cours de la maladie, mais elle peut subir une augmentation à certains moments de la journée et dans certaines circonstances. Ainsi, le malade de Leber avait un écoulement plus abondant le soir que le matin. Chez d'autres, la progression était provoquée par le froid et l'humidité. Enfin, plusieurs auteurs pensent que les émotions, les préoccupations et les fatigues physiques sont susceptibles d'entraîner chez certains sujets une exagération notable de la sécrétion céphalo-rachidienne.

L'attitude de la tête exerce une action prépondérante sur les modifications quantitatives de l'écoulement. Tillaux prétend que son malade avait un arrêt d'écoulement dans la position verticale ; dans le cas de Freudenthal, cet arrêt survenait quand le malade était couché sur le dos. Tous les auteurs sont unanimes à reconnaître que l'inclinaison de la tête en avant produit un accroissement notable de la sécrétion. Elle atteint, dans ces circonstances, son maximum d'intensité : les gouttes se succèdent avec rapidité et, dans certains cas, se précipitent au point de former un écoulement continu. Freudenthal, Nothnagel disent : l'un « que le nez coulait comme une fontaine, et l'autre « comme un robinet ouvert ».

Troubles prémonitoires. — Il est exceptionnel que la cranio-hydrorrhée survienne spontanément sans manifestation préalable. Toutefois, Gutsche a observé un sujet jouissant d'un état physique des plus florissants, qui fut pris d'écoulement subit de liquide céphalo-rachidien par le nez sans avoir ressenti la moindre altération de la santé. Ce fait est unique. Les troubles prémonitoires, quoique très variables, ont été constatés dans tous les autres cas.

La *céphalée* tient le premier rang comme fréquence parmi les phénomènes prodromiques. Elle a été signalée par tous les auteurs (Gutsche excepté).

Le début de ce symptôme peut être très ancien, et chez certains malades remontait à l'enfance ; chez d'autres, la céphalée est de date plus récente, et son apparition précède seulement de quelques années, de quelques mois ou de quelques semaines, l'issue du liquide céphalo-rachidien.

Généralement pénibles, les maux de tête peuvent atteindre un degré extrême, une violence inouïe; les auteurs parlent de crises terribles, « atroces, agonisantes. » — « Ces douleurs désespéraient la malade au point qu'elle croyait en perdre la raison. » (Freudenthal.)

La céphalalgie est souvent diffuse, mais elle peut présenter un maximum d'intensité du côté de l'écoulement; parfois elle est plus particulièrement localisée en certains points de la tête, à la racine du nez, sur le sourcil, dans la région occipitale, à la tempe. Wollenberg dit qu'il existait une douleur frontale continue et une douleur occipitale intermittente.

Dans le cas de Baxter, on a noté la progression des douleurs qui commençaient à la racine du nez, se propageaient vers la partie postérieure de la tête où il existait une localisation constante sur le côté gauche de l'occiput.

La céphalée est progressive et atteint son maximum d'intensité dans les moments qui précèdent l'issue du liquide; dès que l'écoulement est établi, survient un soulagement immédiat, la douleur disparaît quand l'écoulement est à son comble.

Dans un tiers des cas environ, la céphalée est le seul symptôme prodromique; elle est aussi très souvent accompagnée d'autres manifestations diverses, parmi lesquelles la plus fréquente est la diminution de la vue. Ces troubles précurseurs sont souvent très précoces et devancent parfois de plusieurs années l'apparition de la cranio-hydrorrhée. On constate l'obscurcissement de la vue, le rétrécissement du champ visuel, la perte progressive de la vision et la cécité est parfois absolue lorsque débute l'écoulement du liquide céphalo-rachidien.

Dans quelques cas moins nombreux, on a signalé, associés à la céphalée et à la faiblesse de la vision, des désordres nerveux divers, tantôt des symptômes analogues à ceux de l'attaque d'hystérie (Baxter, Nettleship); d'autres fois, des spasmes, de la prostration, des douleurs généralisées, des attaques de vomissements (Priestley Smith). Dans ce dernier cas, les troubles généraux étaient compliqués de paraplégie avec paralysie des sphincters.

La malade de Leber, hydrocéphale depuis l'enfance, éprouva d'abord une diminution de l'acuité visuelle et des céphalées violentes; survinrent ensuite des crises d'épilepsie; c'est au milieu de ces phénomènes que débuta la cranio-hydrorrhée.

Wollenberg a rapporté une observation très détaillée, concernant un sujet qui constata, vers 1890, un affaiblissement de la vue, suivi deux ans après de parésie faciale. Vers 1893, apparurent des céphalées frontales et occipitales, avec inclinaison de la tête à gauche et en avant. Le décubitus latéral droit provoquait le vertige et augmentait la céphalée. En 1894, le malade eut des convulsions épileptiques, des vertiges, des vomissements, des hallucinations de l'ouïe, une paralysie faciale droite, des troubles de la sensibilité du trijumeau. Alors, seulement, survint l'écoulement de liquide céphalo-rachidien, six ans après le début des premiers phénomènes pathologiques.

La malade de Mac Caskey, après une grippe, garda quatre ans des maux de tête; on observa ensuite une anesthésie et une paresthésie du trijumeau, une parésie de la langue, des douleurs de tempe à gauche, de la surdité à droite et des troubles visuels. Dans ce moment, la cranio-hydrorrhée survint.

Fisher rapporte le cas curieux suivant :

Un enfant de quatre ans est admis à l'hôpital pour méningite. Au moment de l'admission, il avait des convulsions, des vomissements et une névrite optique très prononcée. Les symptômes s'amendèrent bientôt; le petit malade gardait sa connaissance, mais était complètement aveugle et presque impotent, lorsque, deux mois après, s'écoula d'une narine un liquide limpide et clair.

Début. — Presque toujours la cranio-hydrorrhée s'établit d'emblée avec les caractères qu'elle aura ultérieurement. Toutefois, dans certains cas, on a noté l'écoulement préliminaire d'un liquide anormal. Tantôt c'est une sécrétion laiteuse ou épaisse, tantôt un écoulement teinté de sang (Baxter). Mermod a vu la cranio-hydrorrhée succéder à une sécrétion purulente des fosses nasales. On ne peut cependant voir dans la succession des phénomènes une preuve de leur corrélation. Il est possible que le second soit indépendant du premier et lié à une cause différente.

Phénomènes concomitants. — Si l'on considère attentivement les observations de cranio-hydrorrhée, on constate que, dans certains cas (un tiers environ), l'écoulement de liquide céphalo-rachidien occupe une place prépondérante, et constitue toute la maladie, puisque, hormis les céphalées intermittentes, on n'observe aucun trouble de la santé. D'autres fois on observe, associé à la cranio-hydrorrhée, la faiblesse de la vue, mais avec conservation des forces et persistance d'un bon état général. Mais, dans près de la moitié des cas, les manifestations cliniques surajoutées revêtent une telle importance que l'écoulement de liquide céphalo-rachidien est un événement tout à fait accessoire et épisodique.

Ces différences dans l'état des sujets se manifestent bien dans les observations dont nous avons pris connaissance.

Tandis que Saint-Clair Thomson, Tillaux, Gutsche, Castex, Sheppegrell disent que, dans les cas qu'ils ont constatés, la cranio-hydrorrhée constituait un inconvénient social, mais pas une maladie; tandis que, dans le cas de Meyer, l'épanchement de liquide, quoique associé à la faiblesse de la vue, permettait le métier de portefaix; par contre, Nettleship, Baxter, Güntz, Freudenthal ont observé des malades dont la santé était profondément troublée.

Voici l'énumération des phénomènes que l'on peut trouver associés à la cranio-hydrorrhée :

Troubles de la motricité. — On a signalé des paralysies atteignant de préférence les nerfs craniens. Wollenberg a noté du strabisme par paralysie des muscles de l'œil; du côté de la face, le même auteur a relevé de la parésie de certains groupes musculaires et ensuite la paralysie de toutes branches du facial. De plus, dans son cas et dans le cas de Mac Caskey, existait une paralysie des fibres motrices du trijumeau; enfin, les mouvements de la langue étaient très difficiles. Les nerfs rachidiens sont presque toujours intacts; toutefois, Priestley Smith signale de la paraplégie avec relâchement des sphincters, et Wollenberg une difficulté à vider la vessie.

Troubles de la sensibilité. — Ceux-ci sont quelquefois localisés au trijumeau, d'autres fois se propagent à la langue, qui peut être frappée d'anesthésie ou de paresthésie.

Les *névralgies* sont assez fréquentes et siègent dans la face et le front.

Des *désordres nerveux* généralisés coïncident souvent avec l'écoulement de liquide céphalo-rachidien. Tantôt on a noté de la dépression nerveuse (apathie, torpeur, asthénie); d'autres fois, de l'excitation motrice (agitation, insomnies, secousses nerveuses).

Les crises d'*épilepsie*, d'*hystérie* sont signalées par Nothnagel et Nettleship.

Des *convulsions* existaient dans les cas de Groh, Nothnagel, Leber, Wollenberg.

Les *vomissements* et le *vertige* sont d'observation moins fréquente.

Les troubles de la marche ne sont relevés que dans un cas.

Les *fonctions* sont généralement intactes, et le jeu des appareils conservé.

La *circulation* est normale; toutefois, on a signalé une exagération de fréquence du pouls, ou bien, au contraire, du ralentissement.

La respiration est régulière, et les troubles digestifs sont nuls.

L'appétit est conservé, et, malgré la quantité de liquide évacué, la soif n'est pas exagérée. La malade de Nothnagel, qui perdait deux litres par jour, ne buvait pas plus qu'avant l'écoulement.

Troubles sensoriels. — La sensibilité spéciale est souvent atteinte, et les troubles oculaires sont les plus fréquents. Comme nous l'avons dit, ils peuvent précéder de plusieurs années la cranio-hydrorrhée; mais, d'autres fois, ils surviennent au cours de l'écoulement de liquide céphalo-rachidien.

Cliniquement, on observe l'obscurcissement de la vue, puis la diminution de l'acuité visuelle, coexistant avec la céphalée et parfois accompagnée des désordres nerveux que nous venons de signaler. La progression des troubles oculaires est graduelle, et la vision décline de plus en plus. Elle aboutit parfois à la cécité absolue, au bout d'un temps plus ou moins long.

La lésion oculaire est, en général, constituée par de la névrite optique qui s'accompagne d'atrophie de la papille. Güntz a noté de la stase papillaire préliminaire. Bien que l'écoulement soit unilatéral, les troubles optiques atteignent les deux yeux, sans qu'on ait constaté une prédominance marquée de la lésion du côté de l'écoulement.

En dehors de la faiblesse de la vision ou de la cécité, on peut observer une exophtalmie considérable. Du côté de la pupille, on a noté des troubles variés, tantôt du myosis (Mac Caskey), tantôt de la dilatation, avec défaut de réaction à l'accommodation (Wollenberg). Signalons encore le nystagmus, observé par Koerner, et le strabisme divergent, noté par Wollenberg.

Olfaction. — La fonction olfactive est rarement altérée, et presque tous les auteurs mentionnent la conservation de l'odorat.

Il faut se demander si l'examen a été fait minutieusement ou si l'on s'est contenté des affirmations des malades, car l'anosmie unilatérale peut passer inaperçue si elle n'est recherchée soigneusement. Nothnagel, Leber ont constaté une anosmie complète chez leurs sujets, qui étaient en même temps atteints de troubles visuels. Freudenthal parle de la perte de l'odorat des deux côtés. Cette anosmie peut être associée aux *troubles gustatifs;* ceux-ci se réduisent à la perte du goût, plus ou moins complète, sans perversion.

Troubles auditifs. — Notés par Freudenthal, Mac Caskey et Wollenberg, ils consistent en *bruits subjectifs, hallucinations de l'ouïe* et *surdité.* Il semble que cette surdité soit provoquée par une compression du nerf auditif, car, dans les cas de Freudenthal et de Mac Caskey, elle disparaissait en même temps que le liquide céphalo-rachidien s'écoulait du nez.

Les troubles d'idéation sont excessivement rares : l'imbécillité, l'inintelligence, signalées par Koerner et Groh, préexistaient à l'écoulement. Dans quelques cas, on a signalé un léger degré d'affaiblissement intellectuel. Nettleship a noté une amnésie passagère; Wollenberg, un affaiblissement de la mémoire, mais sans inconscience; aucun des malades n'a présenté de troubles mentaux.

Examen rhinoscopique. — La variété d'aspect des fosses nasales qui existe chez des individus pris au hasard, se retrouve chez les sujets atteints de cranio-hydrorrhée.

L'opération des anomalies ou des néo-productions que l'on peut rencontrer chez eux n'influe naturellement pas sur la marche de l'affection.

Presque tous les auteurs ont cherché à découvrir le point

de départ de l'écoulement, mais avec un succès différent. Freudenthal, en examinant sa malade dans la position de Killian (le malade ayant la tête inclinée sur la poitrine, tandis que l'observateur est assis et regarde de bas en haut), vit le liquide se collecter entre le cornet moyen et la cloison. Saint-Clair Thomson a fait la même constatation : le liquide s'accumule, dit-il, dans la zone olfactive; coule en avant, entre l'agger nasi et le septum ; atteint la partie la plus élevée du vestibule, d'où il fait son apparition à la pointe du nez.

Les cornets sont généralement volumineux et tendus, fortement vascularisés, comme semble l'indiquer la couleur rouge sombre de la muqueuse.

Cet aspect diffère notablement de celui qui est observé dans d'autres formes d'hydrorrhée, où la muqueuse est pâle et affaissée.

Examen des sinus. — L'exploration par les moyens habituels a fourni, dans tous les cas, des résultats négatifs (exception doit être faite pour le cas de Mermod).

Marche, durée, terminaison. — L'écoulement persiste pendant de longues périodes, avec une désespérante ténacité, sans subir de modification dans ses caractères, ses allures, son intensité. Il subit parfois des intermissions plus ou moins fréquentes, plus ou moins longues. L'arrêt, qui dure pendant un à deux jours, peut persister pendant plusieurs années.

Les auteurs sont unanimes à déclarer que, pendant les périodes de suppression de l'écoulement, il y a une reprise ou une aggravation des phénomènes généraux, et qu'en particulier la céphalée subit une recrudescence notable. Mais l'écoulement peut persister pendant de très longues périodes sans la moindre interruption.

La durée de cette affection est indéfinie. Le cas le plus curieux est celui de Sheppegrell, qui persista pendant neuf années consécutives, avec toutefois des arrêts intermittents de l'écoulement, variant de quelques jours à une semaine.

La guérison a été signalée dans quelques cas. Nettleship a vu une malade qui présentait de l'hydrorrhée, avec des troubles de la vue et quelques phénomènes cérébraux, et qui, cependant, guérit au bout de dix-huit mois environ, sans présenter de nouvelle aggravation de son état.

Dans le cas de Castex, l'écoulement disparut après une injection nasale forcée.

Mais ces guérisons peuvent être de simples interruptions, car des temps d'arrêt, d'une durée de plusieurs années, séparent parfois deux atteintes de cranio-hydrorrhée. La longue portée du phénomène en rend l'observation suivie difficile. La terminaison peut, de ce fait, échapper à la connaissance. Toutefois, les observations connues notent une proportion de décès vraiment extraordinaire, puisque, sur 22 malades, nous relevons 11 cas de mort.

Le dénouement fatal survint dans le cas de Koerner, neuf mois et demi après le début de la cranio-hydrorrhée; l'auteur n'a eu aucun détail sur les derniers événements de la vie. Sheppegrell dit que sa malade mourut de consomption neuf ans après le début d'un écoulement de liquide céphalo-rachidien, qui persista pendant toute cette période, avec de rares intermittences.

Cinq fois, une complication cérébrale a emporté le malade. Celui de Tillaux, qui était en assez bonne santé pendant plusieurs années, est mort avec des phénomènes convulsifs; celui de Gutsche, dans un état absolument florissant, a succombé deux mois et demi après le début de l'écoulement, avec des symptômes de méningite cérébro-spinale.

Dans le cas d'Edouard Meyer, une méningite aiguë entraîna la mort; Güntz et Mermod ont observé l'issue fatale à la suite d'un événement analogue.

Dans ces cinq cas, la mort a été provoquée par une complication aiguë et surajoutée, mettant un terme à un état depuis plus ou moins longtemps stationnaire, et qui paraissait par lui-même incapable d'entraîner un pareil dénouement.

Par contre, dans les cas de Mac Caskey, Wollenberg, Leber, les malades ont succombé aux progrès d'une affection ancienne, à marche progressive et continue. Leurs malades présentaient des symptômes d'une tumeur cérébrale qui fut vérifiée à l'autopsie.

L'issue fatale est survenue tantôt en plein écoulement, tantôt après son arrêt.

Étiologie. — *Sexe.* — Les deux sexes sont atteints dans une égale proportion.

Age. — L'âge moyen de vingt à trente ans est la période de la vie où la cranio-hydrorrhée s'observe le plus souvent : 14 fois sur 22. Nous trouvons un cas au-dessus de quarante ans ; au-dessous de vingt ans, elle s'est présentée 6 fois, et le plus jeune sujet était un enfant de quatre ans (Fisher).

La *profession* peut, dans les cas de Tillaux et de Koerner, — opticien, tailleur, couturière, — avoir influé sur le développement de la cranio-hydrorrhée. Dans beaucoup d'observations, elle n'est pas signalée, mais les malades — domestiques, portefaix — paraissent avoir appartenu à la classe pauvre de la société.

Les *antécédents héréditaires* ne sont que rarement mentionnés. Mac Caskey dit, cependant, qu'un frère de sa malade était mort d'une affection de la moelle, et une sœur de tuberculose.

Les *antécédents personnels* permettent de relever l'hydrocéphalie congénitale dans trois cas, et, chose remarquable, chez ces trois hydrocéphales, l'hydrorrhée était survenue de très bonne heure : ils étaient respectivement âgés de dix-huit ans (Groh), quinze ans et demi (Leber), et dix-sept ans (Nothnagel).

L'hydrocéphalie acquise est également une cause de cranio-hydrorrhée (Güntz). La faiblesse intellectuelle et la débilité mentale sont rapportées dans deux cas ; dans les autres, l'intelligence était normale. Les troubles du système osseux sont relevés par Koerner (cyphose). Les grandes névroses (hystérie, épilepsie) sont assez peu fréquentes. Les troubles de la motricité observés avant l'hydrorrhée sont la paraplégie avec paralysie des sphincters. Les céphalées sont fréquentes dans les antécédents de ces malades, leur début peut précéder de plusieurs années la cranio-hydrorrhée. L'association de la céphalée et des troubles oculaires est souvent observée.

Causes occasionnelles. — L'influence des traumatismes sur la tête et la nuque est relatée dans trois cas (Mathieusen, Toison et Lenoble, Sheppegrell). L'opération antérieure des polypes est incriminée une fois par Tillaux. On relève une fois des lésions du nez et des sinus (Mermod).

Les seules maladies antérieures sont des fièvres et des grippes qui, dans les cas de Freudenthal et Mac Caskey, sont considérées comme ayant favorisé le développement de l'affection.

Composition et analyse du liquide. — Le liquide de la cranio-hydrorrhée est incolore, inodore, et parfois d'une saveur salée. Sa réaction est faiblement alcaline, sa densité varie de 1,005 à 1,010.

Il est riche en matières minérales, particulièrement en chlorure de sodium qui peut s'y rencontrer à la dose de 6 grammes par litre (Toison et Lenoble). Il contient aussi du chlorure de potassium, des phosphates de chaux et de soude et des traces de sulfate (Leber).

Les matières animales s'y trouvent en petite quantité. On rencontre des traces de protéines coagulables par la chaleur et l'acide acétique; on trouve aussi une globuline. L'albumine n'existe qu'à très faibles doses. La mucine fait complètement défaut.

En outre, le liquide de la cranio-hydrorrhée réduit la liqueur de Fehling par l'ébullition. Cette réaction ne serait pas provoquée, selon Halliburton, par l'existence du sucre, mais due à la présence de pyrocatéchine. En effet, la substance réductrice ne fermente pas avec les levures qui agissent sur le sucre.

En évaporant à siccité un extrait alcoolique de liquide, on obtient la pyrocatéchine qui cristallise en fines aiguilles. Cette substance, qui est un membre de la série aromatique, a une saveur piquante. Sa présence serait, selon Halliburton, caractéristique du liquide céphalo-rachidien.

Examen microscopique. — Cet examen a été pratiqué par Toison et Lenoble, qui ont rencontré dans le liquide de nombreuses cellules sanguines blanches, pas de globules rouges.

Leber a trouvé des corpuscules de lymphe qui donnaient des mouvements amiboïdes. Certaines cellules rondes étaient animées dans leur intérieur de mouvements moléculaires actifs.

A l'état normal, le liquide céphalo-rachidien est dépourvu d'éléments figurés (Sicard); la présence de cellules lymphatiques dans le cas de Leber dénotait donc un état pathologique du cerveau. En effet, sa malade, hydrocéphale depuis la naissance, était restée petite et débile, et, lorsqu'on a pratiqué l'examen microscopique, elle était atteinte de céphalées, de troubles oculaires et de crises épileptiques.

Sheppegrell a rencontré des cellules épithéliales pavimenteuses, quelques-unes isolées, d'autres en plaques. L'examen avait porté sur le sédiment obtenu par le repos. L'auteur croit qu'il s'agissait de liquide céphalo-rachidien. Mais ces cellules devaient provenir du vestibule du nez, car les seuls éléments anatomiques que puisse contenir le liquide céphalo-rachidien sont des cellules endothéliales.

Au point de vue bactériologique, Toison et Lenoble ont constaté la présence de courts bacilles et de micrococci. Par contre, Saint-Clair Thomson a trouvé le liquide parfaitement stérile.

Anatomie pathologique. — Les constatations anatomiques revêtent une importance de premier ordre pour l'interprétation pathogénique; nous avons cru utile de les rapporter avec quelques détails.

Opérations. — 1° La malade de Sheppegrell était une femme encore jeune qui, souffrant de céphalées terribles, fit une chute dans l'escalier, sa tête vint frapper la dernière marche. Elle demeura inconsciente pendant quelques instants, puis vit survenir un écoulement abondant de liquide aqueux qui s'écoulait de la narine droite. Ce phénomène était sujet à des interruptions assez fréquentes, mais sa durée totale fut de neuf ans. L'auteur ponctionna le sinus sphénoïdal droit sans amener de liquide. Le sinus frontal fut exploré après la trépanation sous le chloroforme et trouvé sain. Les cellules ethmoïdales furent ouvertes sans succès, et l'antre ponctionné sans donner d'amélioration.

2° Berg ouvrit le sinus frontal, qui fut trouvé rempli par une large tumeur osseuse, dont l'ablation mit à jour plusieurs tumeurs osseuses, variant en dimension d'une noisette à une noix. Ces tumeurs étaient réunies par de petites travées osseuses. Elles furent enlevées sans qu'on ait pu trouver le point de départ de leur insertion. L'espace restant dans la cavité était rempli de liquide clair. Derrière et au-dessus, la paroi de la cavité était, sur une grande étendue, formée par la dure-mère pulsatile. La tumeur est formée de tissu diploïque entouré d'une couche d'ivoire.

Cette opération mit un terme à l'issue de liquide céphalo-rachidien.

Autopsies. — Elles sont au nombre de huit et sont dues à :

1° Baxter. — Il s'agissait d'une femme, âgée de trente-cinq ans, qui, après des céphalées, eut un écoulement aqueux de liquide venant de la narine droite ; survinrent ensuite des troubles oculaires occasionnés par une névrite optique double. Trois ans après le début de l'affection, la malade mourut.

Autopsie. — Les os du crâne parurent plus épais et plus denses que de coutume, mais rien d'anormal ne fut découvert dans l'intérieur du cerveau, non plus que dans le crâne ou les enveloppes.

L'ouverture du sinus sphénoïdal et les cellules ethmoïdales ne permit de constater aucune altération pathologique de ces cavités.

2° Nothnagel. — Le malade, âgé de dix-sept ans, était en traitement depuis environ trois ans pour une hydrocéphalie acquise. Pendant les trois semaines qui précédèrent la mort, s'écoula de la narine gauche un liquide abondant (2 litres par jour), qui sortait quelquefois par l'œil du même côté; anosmie.

Autopsie. — Le nez, la lame criblée, la dure-mère, le cerveau et les parois des ventricules latéraux, énormément distendus, n'étaient point endommagés; par contre, le quatrième ventricule fut trouvé fermé par l'occlusion de l'aqueduc de Sylvius, due à une tumeur des tubercules quadrijumeaux. Le liquide ne pouvait ainsi avoir son origine dans les ventricules, mais provenait de l'espace sous-arachnoïdien. Le liquide pouvait s'échapper à travers les canaux lymphatiques ou à travers les gaines périneurales des nerfs olfactifs. Cette opinion est basée sur cette considération que le nerf olfactif lui-même était atrophié par la pression.

3° Gutsche observa un homme de trente-quatre ans, qui présenta en pleine santé un écoulement de liquide par la narine gauche. Nul autre trouble ne fut observé, lorsque, cinquante-huit jours après le début des accidents, le malade mourut avec des symptômes de méningite cérébro-spinale. Le liquide réduisait la liqueur de Fehling.

A *l'autopsie*, on constata le gonflement de la glande pituitaire et du chiasma des nerfs optiques. Il existait, en outre, un empyème du sinus sphénoïdal, et une sinusite maxillaire gauche, et une arachnite purulente.

4° Guntz rapporte l'observation d'un malade souffrant depuis plusieurs années de fréquentes céphalées, de vertiges et de vomissements; on nota de la stase papillaire et une augmentation de la circonférence du crâne. Plus tard survient l'écoulement de liquide céphalo-rachidien. Peu après l'entrée du malade à l'hôpital d'Erfurt, il fut pris de symptômes méningitiques graves, auxquels il succomba au bout de quelques jours.

A *l'autopsie*, on trouva, en dehors des signes d'hydrocéphalie chronique, une carie de l'ethmoïde du côté droit, en *communication* avec la cavité cranienne, et une méningite suppurée.

5° Le cas de Mermod présente les particularités suivantes: un homme de trente-six ans, qui était atteint de sécrétion nasale muco-purulente, subit une série d'interventions intra-nasales ayant pour but de le débarrasser d'une hypertrophie polypoïde de la muqueuse. Résection des cornets moyens, ouverture des sinus maxillaires, du sinus sphénoïdal droit et des cellules ethmoïdales qui contiennent du pus. Quelque temps après, la sécrétion devient aqueuse, et son issue met un terme à des crises de céphalalgies violentes. On fait alors une exploration dans la direction des sinus frontaux, suivie de l'apparition de symptômes méningitiques.

L'opération chirurgicale suivante est alors pratiquée : large trépanation à lambeau osseux, mettant à nu toute la région frontale. On constate qu'il n'existe pas de sinus frontaux, mais on note une méningite diffuse. Une sonde est introduite de la fosse cranienne dans la fosse nasale, et ressort par la narine droite. Mort quarante-huit heures après.

Autopsie. — Du côté droit, à côté de l'apophyse crista galli, petit trou à peine visible dans la dure-mère, et petit caillot sanguin à la face externe de la dure-mère. En avant, au niveau du trou borgne, perforation de 3 millimètres de diamètre environ. La base du crâne montre deux trous : le premier, à 3 centimètres en arrière de l'épine nasale; à travers ce pertuis, se faisait l'écoulement du liquide; le deuxième trou, a 2 millimètres de diamètre, et se trouve à 2 centimètres en avant de la lame criblée, qui a été respectée.

6° Leber. — Des signes d'hydrocéphalie chronique furent constatés. C'est en vain que l'on rechercha une communication anormale entre la cavité cranienne et la cavité nasale; toutefois les parois osseuses qui limitent la cavité de l'hypophyse étaient extrêmement amincies.

7° Wollenberg, chez un sujet qui, à l'âge de dix-sept ans, avait souffert de céphalées, de perte de vision, et chez lequel était survenu l'écoulement de liquide céphalo-rachidien, au milieu de troubles généraux très graves (accès convulsifs, paralysie faciale droite, troubles de la sensibilité dans la région du trijumeau, strabisme, etc.), fit, à l'autopsie, lés constatations suivantes : il existe deux tumeurs du lobe occipital droit. On constate aussi une malformation de la paroi antérieure *des deux ventricules latéraux, qui avait pour effet de mettre ces derniers directement en communication avec le sinus ethmoïdal.* Wollenberg fait remarquer que l'ouverture des cornes frontales des ventricules latéraux dans les cellules ethmoïdales n'était pas artificielle. L'examen microscopique montra, en effet, le prolongement de l'épithélium ventriculaire dans l'intérieur et jusqu'à l'extrémité du canal de communication.

Cette autopsie présente donc cette caractéristique que le *liquide ne provenait pas des espaces sous-arachnoïdiens, mais se déversait directement des ventricules dans le nez.*

8° Mac Caskey. — Femme de vingt-deux ans. Trois ans avant, a eu une attaque de grippe accompagnée de violents maux de tête; surviennent ensuite les troubles suivants : anesthésie et paresthésie du trijumeau, parésie dans ce territoire. Parésie de la langue, aggravation des céphalées, plus violentes à gauche; troubles visuels, effacement du champ visuel gauche, de bas en haut; névrite optique double, plus marquée à gauche. Gustation abolie, faiblesse dans les membres inférieurs, convulsions. Deux mois avant la mort survient un écoulement de liquide par la narine droite amenant la guérison de la surdité à droite; les céphalées sont considérablement amendées. Mort au milieu de convulsions cloniques et du coma.

Autopsie. — La surface intérieure de la dure-mère est lisse, pas d'adhérences à la calotte cranienne. Pas d'épaississement ou d'opacité de l'arachnoïde ou de la pie, sauf une petite zone d'un centimètre carré à la face inférieure du lobe frontal gauche, et qui présentait une adhérence due à un ancien foyer méningitique. Tumeur du lobe gauche du cervelet, déplaçant le bulbe; autour d'elle, liquide céphalo-rachidien collecté.

La base du crâne est érodée sur le point où la tumeur exerçait le plus de pression. La tumeur est un angiome mixte. Pas de fêlure du cerveau.

Pathogénie. — Pour reconstituer l'enchaînement des faits, nous étudierons les divers actes constitutifs de la craniohydrorrhée dans l'ordre inverse de leur succession.

Partant de la manifestation dernière, nous remonterons à celle qui la précède directement et la domine, espérant parvenir par cette marche progressive jusqu'au principe initial, d'où découlent tous les phénomènes.

Nous devons, au préalable, déterminer les conditions anatomiques qui permettent ou favorisent la migration du liquide, du crâne dans la cavité nasale.

Cet exode implique l'existence, entre le cerveau et le nez, de moyens de communication, parmi lesquels la perforation de la base du crâne est le plus volontiers incriminée.

Les hypothèses émises pour expliquer cette solution de continuité sont les suivantes :

1° *Ouverture traumatique.* — Tillaux, se basant sur le fait que son malade avait subi une intervention dans le nez (ablation de polypes), émet l'avis qu'au cours des manœuvres une portion de la lame criblée de l'ethmoïde a été arrachée, créant ainsi une perte de substance à la base du crâne.

Cette opinion ne nous paraît pas soutenable, parce que : 1° l'écoulement de liquide céphalo-rachidien est survenu longtemps après l'opération; 2° le siège des polypes n'a aucune relation avec la lame criblée; 3° la lésion, si elle avait existé, eût été susceptible de réparation, étant donnée la longue survie du malade à cet événement.

2° *Ouverture pathologique.* — L'association de l'écoulement avec une double atrophie optique fait supposer à Koerner qu'il existait une perforation du sinus sphénoïdal consécutive à une tumeur de l'hypophyse. Mais le fait n'a pas été constaté anatomiquement.

Gutsche, dont le malade n'avait présenté durant la vie aucun phénomène anormal autre que l'écoulement de liquide céphalo-rachidien, trouva à l'autopsie le gonflement de la glande pituitaire et du chiasma, mais il ne signale pas de perforation du plancher du cerveau au niveau du sinus sphénoïdal.

L'hypothèse d'une perforation pathologique, parfaitement plausible dans le cas de Koerner, n'a reçu aucune confirmation anatomique. Par contre, Guntz est très affirmatif sur l'existence constatée, à l'autopsie, d'une communication entre la cavité cranienne et l'ethmoïde atteint de carie du côté même de l'écoulement. Wollenberg a constaté une voie de communication constituée par le prolongement des ventricules latéraux dans les cellules ethmoïdales. Il se demande si cette modification est la conséquence de l'affection cérébrale dont souffrait son malade. Dans ce cas, il faudrait admettre que la pression cérébrale a entraîné une extension et une perforation de la paroi cérébrale. La pression aurait pu également provoquer l'usure des parties osseuses correspondantes, déjà préparée par des granulations de Pacchioni. Les canaux osseux néo-formés contiendraient de la substance cérébrale comprimée.

3° *Ouverture physiologique.* — Bien qu'à l'état normal il n'existe aucune perforation de la base du crâne, Zuckerkandl a rencontré, dans l'examen d'un très grand nombre de sujets, des pertes de substance dans les parois latérales du corps du sphénoïde. Ces ouvertures ont pour effet de mettre en contact la face externe de la dure-mère crânienne et le revêtement du sinus. Suivant cet auteur, les lacunes qu'il a observées dans la continuité du tissu osseux sont des déhiscences d'origine physiologique.

On peut concevoir qu'une inflammation du sinus sphénoïdal amène la perforation de cette cloison membraneuse et ouvre un passage au liquide céphalo-rachidien. A travers cet orifice, le liquide peut aisément sortir du crâne, remplir le sinus et faire son apparition à l'extrémité du nez, particulièrement pendant l'inclinaison de la tête en avant.

Aucune autopsie n'est venue confirmer cette hypothèse, qui est toutefois parfaitement admissible.

4° *Ouverture congénitale.* — L'hypothèse d'une perte de substance congénitale siégeant sur un point de la base du cerveau en relation avec le nez est émise par Wollenberg et Saint-Clair Thomson.

Selon le premier auteur, cette ouverture pourrait donner lieu à une encéphalocèle provenant de la chute d'un sac herniaire à travers une lacune osseuse. La dure-mère serait suivie d'une partie de substance cérébrale entraînant avec elle la paroi des ventricules; ainsi pourrait s'expliquer la pathogénie du cas particulier à Wollenberg.

Saint-Clair Thomson pense qu'une ouverture congénitale peut être l'amorce d'une petite méningocèle. Que cette méningocèle se rompe, et le liquide céphalo-rachidien se déversera librement dans le nez.

La céphalée prémonitoire, disparaissant pendant l'écoulement, viendrait à l'appui de cette hypothèse, mais aucune constatation objective n'est venue lui donner confirmation.

De plus, la méningocèle apparaît généralement pendant l'enfance, et nous ne connaissons pas d'exemple de ce siège à la base du crâne, pas plus que des cas de rupture spontanée.

Saint-Clair Thomson ajoute qu'on n'a pas signalé, dans les observations cliniques, d'efforts précédant et expliquant la rupture de cette méningocèle; si bien qu'il ne paraît pas attacher une importance considérable à l'hypothèse qu'il a émise.

5° Par contre, une *anomalie anatomique* lui paraît devoir donner l'explication du phénomène, et il admet l'existence d'une ouverture dans la base du cerveau, survenant d'une manière inconnue.

La raison de cette opinion serait l'autopsie du malade de Mermod, dont nous extrayons la relation suivante: « Dans l'étage supérieur de la base du crâne, la dure-mère est un peu jaunâtre. Du côté droit, à côté de l'apophyse crista galli, *on trouve un petit trou à peine visible dans la dure-mère, et, à ce niveau, un petit coagulum sanguin à la face externe de la dure-mère*. La base du crâne révèle l'existence de deux trous, dont le plus petit, *à peine perceptible, est situé à plus de trois centimètres en arrière* de l'épine nasale. » Peut-être, dit Mermod, c'est à travers ce petit pertuis que se faisait l'écoulement.

Cette opinion admise par Saint-Clair Thomson, ne repose pas, à notre avis, sur des preuves bien établies. En effet, chez le malade de Mermod, il ne faut pas oublier que des interventions avaient été pratiquées par la voie nasale et par la voie cranienne, qu'elles avaient pour siège le côté du nez où on a rencontré la perforation, et que le petit coagulum sanguin à la face externe de la dure-mère serait assez en faveur d'un traumatisme récent. De plus, la communication anormale n'existait que d'un côté, et l'écoulement était bilatéral; l'explication ne peut donc s'étendre à ce cas; *a fortiori*, ne peut-elle fournir à elle seule une théorie générale, qu'aucune autre autopsie n'est venue appuyer.

Théorie anatomique. — Puisque aucune solution de continuité apparente n'existait dans la très grande majorité des cas pour mettre en communication la cavité cranienne et la cavité nasale, il est rationnel de rechercher si, à l'état naturel, il n'existe pas des voies normales par lesquelles le liquide pourrait s'échapper.

Les récents travaux des anatomistes font connaître plusieurs moyens de communication entre le nez et le cerveau ; ce sont :

1° *Les gaines périneurales.* Schwalbe, Key et Retzius, en poussant des injections colorées dans les espaces sous-arachnoïdiens, ont constaté qu'elles pénétraient dans les espaces sub-duraux des racines nerveuses des trois nerfs sensoriels, olfactif, optique, acoustique. Il y a donc continuité de l'espace sous-arachnoïdien et des gaines périneurales. La cavité cranienne pousse donc un prolongement dans le nez par les ramifications du nerf olfactif.

L'épanouissement des filets nerveux de ce nerf, se faisant à la surface même de la muqueuse, favorise l'écoulement vers l'extérieur ; le liquide peut se déverser librement dans les fosses nasales, sans interposition de tissus épithéliaux.

2° *Les trous de la lame criblée.* La dure-mère, au niveau des trous de la lame criblée, les pénètre et se replie sur la face inférieure de la base du crâne, de façon à se continuer avec le périoste extra-cranien. Les nerfs viennent combler cet espace, mais certains trous ne sont pas pourvus de filets nerveux, c'est alors l'arachnoïde qui, sous forme de bourrelet, vient obturer cet orifice ; cette membrane se trouve donc en libre communication avec le nez.

3° *Les voies lymphatiques.* Axel Key et Retzius ont signalé la communication de l'espace arachnoïdien avec les canaux lymphatiques de la pituitaire. Cet abouchement se fait par l'intermédiaire de la gaine des nerfs olfactifs, qui est entourée d'un très riche réseau de capillaires lymphatiques, qui pénètrent dans le chorion de la pituitaire en un réseau très serré et finalement viennent s'ouvrir à la surface libre de la muqueuse par des canalicules très fins, cylindriques ou cratériformes.

Causes de l'écoulement. Les diverses autopsies de malades atteints de cranio-hydrorrhée permettent d'affirmer que l'existence d'une ouverture à la base du crâne est d'observation exceptionnelle. Les cas de Guntz et de Wollenberg sont les seuls dans lesquels on ait formellement constaté une libre communication entre le cerveau et le nez.

Chez leurs sujets, le liquide s'écoulait passivement sous l'action de la pesanteur.

L'absence de perforation dans toutes les autres observations démontre que ce n'est généralement pas par simple défaut de contention que s'établit la cranio-hydrorrhée.

Puisque aucun orifice ne permet l'écoulement du liquide, il faut admettre que celui-ci se fraie lui-même un passage à travers la base du crâne. Il intervient donc d'une façon active, en vertu probablement d'un état d'hypertension anormale.

Les symptômes observés avant l'apparition de la cranio-hydrorrhée sont ceux qui caractérisent la pléthore de liquide céphalo-rachidien.

La disparition des troubles sous l'influence de l'écoulement, leur retour avec l'arrêt de la sécrétion, dénotent des alternatives de compression et de décompression cérébrale, et prouvent l'état d'hypertension du liquide antérieurement à la cranio-hydrorrhée.

Confiné dans un espace restreint, aux parois à peu près inextensibles, le liquide cherche une issue dans les voies de conduction qui lui sont accessibles ; il dilate les espaces perméables, comme le fait une injection artificielle poussée dans un système de canalicules délicats.

La force d'expansion nécessaire à cette pénétration est largement réalisée par l'hypertension du liquide, et, pour s'en convaincre, on n'a qu'à se reporter aux mensurations de la pression céphalo-rachidienne fournies par divers observateurs.

A l'état normal, la tension du liquide céphalo-rachidien est supérieure à la pression atmosphérique : elle atteint de 30 à 50 millimètres d'eau. Sous des influences pathologiques, elle peut parvenir à des proportions plus élevées et dépasser 700 millimètres (Quincke)[1]. Dès lors, elle peut forcer un passage insuffisamment protégé.

En dehors de cette exagération mécanique de pression, il n'est pas irrationnel d'admettre une modification de consistance des tissus, ou même certaines dispositions anatomiques prédisposantes, telles qu'une béance particulière des voies de communication, qui en favorise la pénétration.

Il serait intéressant de savoir si certaines modifications de perméabilité de la dure-mère ne favorisent pas cette transsudation, ou si elle ne s'accomplit pas en vertu de propriétés osmotiques particulières, acquises par le liquide.

On sait que Sicard a signalé des modifications de cet ordre, consécutives à des états pathologiques du cerveau. Mais le sens des altérations qu'il a établi, pour la méningite tuberculeuse en particulier, n'est pas celui qui conviendrait à l'issue vers l'extérieur de liquide céphalo-rachidien. La dure-mère devient plus perméable, mais seulement pour les influences venues du dehors, et le pouvoir osmotique de liquide céphalo-rachidien devient hypotonique par rapport au sérum sanguin.

Ces conditions sont inverses de celles qui seraient nécessaires à la production de la cranio-hydrorrhée.

1. Les influences qui augmentent la tension du liquide céphalo-rachidien paraissent être très diverses (action toxique sur les enveloppes arachnoïdiennes); elles peuvent aussi produire leur effet dans un délai très court, ainsi qu'il résulte d'une récente communication de MM. Ravaut et Aubourg à la Société de biologie (séance du 15 juin 1901). Ces auteurs, considérant que la céphalée consécutive à la rachi-cocaïnisation pouvait tenir à la présence de la cocaïne dans le liquide céphalo-rachidien comme aussi à un excès de tension de ce dernier, ont eu l'idée de pratiquer une nouvelle ponction. Ils ont pu retirer ainsi jusqu'à 20 centimètres cubes de liquide céphalo-rachidien qui, dans certains cas, jaillissait avec force de l'aiguille qui servait à la ponction. Le plus souvent, la céphalée a été très diminuée à la suite de cette intervention.

Dès lors, à moins d'admettre pour les états pathologiques cérébraux qui entraînent la cranio-hydrorrhée une inversion des conditions pathologiques observées dans la méningite tuberculeuse (supposition purement gratuite), il faut conclure que, parmi les conditions pathologiques qui préexistent à la cranio-hydrorrhée, l'hypertension du liquide céphalo-rachidien est une des mieux établies.

Causes de l'excès de pression. — Trois mécanismes peuvent entraîner la surélévation de pression du liquide céphalo-rachidien : 1° une diminution de la capacité cranienne ; 2° une augmentation de volume du cerveau ; 3° une surproduction de liquide.

La première de ces conditions est exceptionnelle : elle a été cependant rencontrée dans le cas de Berg ; la deuxième est assez fréquente, mais elle n'existe que chez certains malades ; la troisième est certainement la plus commune, parce qu'elle est souvent la résultante des deux premières.

Dès lors, on peut dire que la cranio-hydrorrhée est, en général, liée à une hydrocéphalie, en comprenant sous ce mot non pas une forme clinique caractérisée par l'augmentation de volume de la tête, mais un état pathologique dans lequel la quantité de liquide céphalo-rachidien est supérieure à la normale.

Cette existence d'une hydrocéphalie interne avait été admise par Leber, opinion basée sur les autopsies rapportées par Graefe et Forster. Ces auteurs ont rencontré des lésions d'hydrocéphalie chez des sujets atteints, de leur vivant, de céphalées, de convulsions et de troubles visuels. Les signes anatomiques de cette hydrocéphalie étaient une dilatation considérable des ventricules, dont la paroi inférieure, amincie et comprimée contre la base du crâne, amenait l'écrasement des bandelettes optiques et du chiasma.

Le malade de Leber présentait, outre l'écoulement du liquide céphalo-rachidien, des phénomènes analogues à ceux rapportés par Graefe et Forster. Très judicieusement, Leber pense que l'hydrocéphalie existait chez son malade, opinion vérifiée à l'autopsie.

Nous avons de nombreuses raisons de croire que cette interprétation doit être étendue à la grande majorité des cas de cranio-hydrorrhée.

L'âge des sujets atteints de cette affection (de quinze à trente ans) correspond en général à celui où l'hydrocéphalie acquise est observée avec le maximum de fréquence (d'Astros). Les symptômes de l'épanchement intra-cranien, céphalées, troubles oculaires, les désordres nerveux, se retrouvent dans la cranio-hydrorrhée avec des caractères à peu près identiques.

Les autopsies viennent encore appuyer ce rapprochement, puisque certains auteurs (Wollenberg, Güntz, Leber) sont affirmatifs sur l'existence de signes positifs d'hydropisie ventriculaire chez leurs malades.

Les autopsies négatives ne sauraient être invoquées comme une preuve contraire de l'opinion que nous avons émise, car il est permis de supposer que l'hydrocéphalie peut exister sans lésions macroscopiques appréciables du cerveau, si elle est tempérée par l'écoulement.

Causes de l'hydrocéphalie. — L'épanchement de liquide céphalo-rachidien n'est pas un phénomène essentiel, mais une conséquence de divers états pathologiques encéphaliques.

On trouve, à l'origine de l'hydrocéphalie, des encéphalopathies de gravité et de significations variables : tantôt des états chroniques inflammatoires, des processus exsudatifs, ou des troubles sécrétoires ventriculaires.

D'autres fois, l'hydrocéphalie succède à des maladies assez bien déterminées, telles que la méningite séreuse, la méningite épendymaire, les tumeurs cérébrales.

Ces facteurs d'épanchement cérébral ont une évolution clinique parfaitement en harmonie avec les symptômes prodromiques de la cranio-hydrorrhée.

Nous sommes donc amené à conclure qu'à l'origine de la majorité des cas d'écoulement de liquide céphalo-rachidien, il existe un état pathologique du cerveau. Si les progrès de la lésion peuvent exceptionnellement créer de toutes pièces un trajet nouveau offrant au liquide des voies d'échappement directes (Wollenberg), dans la généralité des cas, l'écoulement paraît dériver de l'hypertension cérébrale. Pour ces derniers faits, la filiation des phénomènes entre la cause initiale et la manifestation extérieure peut être ainsi établie : trouble morbide encéphalique, épanchement de liquide, hypertension de liquide céphalo-rachidien, dilatation mécanique des voies de communication sous l'influence de l'excès de pression et issue par le nez du liquide sous forme d'hydrorrhée.

Cette conception nous amène à considérer la cranio-hydrorrhée comme un phénomène secondaire et non comme une manifestation primitive.

De plus, elle a la signification d'un événement salutaire, d'un phénomène de détente. Par l'évacuation du trop-plein de liquide intra-cranien, elle met le cerveau à l'abri de la compression.

La cranio-hydrorrhée réalise le drainage lent et continu du cerveau, que les méthodes chirurgicales ont vainement cherché à opposer aux progrès de l'hydrocéphalie.

L'état chronique cérébral que révèle la cranio-hydrorrhée est fortement amendé par elle et devient de ce fait compatible avec l'existence, tout autant qu'il n'est pas, de par sa nature, entaché d'un pronostic fatal.

Causes de la mort. — En examinant les décès, on voit qu'un certain nombre d'entre eux sont dus aux progrès d'une maladie constamment progressive, dont la cranio-hydrorrhée peut pallier les effets, sans parvenir à en enrayer la marche.

Dans d'autres cas, l'issue fatale ne paraît pas due aux progrès de la maladie, car l'état encéphalique, grâce au tempérament apporté par l'hydrorrhée, paraît rester stationnaire. C'est ici une complication surajoutée qui entraîne la mort.

Cette fin par une maladie surajoutée est trop fréquente pour être fortuite; elle trouve sa cause dans les conditions spéciales qui accompagnent la cranio-hydrorrhée. Parmi les circonstances favorables à l'éclosion d'une maladie nouvelle, on peut incriminer un état de réceptivité morbide particulier du cerveau déjà atteint d'une maladie antérieure.

Mais il est aussi très rationnel d'admettre une vulnérabilité plus grande du cerveau, en raison d'une exposition plus directe aux infections. Les voies de communication néoformées créent vraisemblablement une porte d'entrée plus large aux influences nocives venues du dehors.

Si bien que la cranio-hydrorrhée, heureux dérivatif à l'hypertension cérébrale, est un événement fâcheux au point de vue de la sécurité du cerveau.

Pronostic. — Envisagé en lui-même, l'écoulement de liquide céphalo-rachidien n'a pas de signification défavorable. Les traumatismes opératoires qui entraînent cet événement ne sont pas modifiés dans leur pronostic. La durée de l'écoulement montre que la soustraction répétée et abondante de liquide céphalo-rachidien peut s'effectuer sans grand dommage pour le cerveau et pour l'organisme.

Par contre, lorsque l'écoulement survient sans ouverture chirurgicale des enveloppes craniennes, ainsi qu'on l'observe dans la cranio-hydrorrhée, il revêt une gravité exceptionnelle.

Certains cas de cranio-hydrorrhée avec conservation de la santé ne peuvent autoriser un pronostic optimiste. L'observation suivie de ces sujets montre qu'il faut se défier de l'apparence bénigne de cette manifestation, susceptible de se terminer brusquement par la mort. Si des cas isolés on passe à la statistique globale, on constate qu'elle est des plus noires (50 o/o de décès).

L'interprétation que nous avons donnée de la cranio-hydrorrhée la représente comme l'indice d'affections cérébrales, de gravité variable.

Les cas bénins indiquent la persistance d'un processus morbide peu inquiétant, mais toujours en activité; les cas graves, dans lesquels il existe une tumeur cérébrale, portent avec eux leur arrêt fatal.

La gravité du pronostic est encore accrue par la menace de complications infectieuses.

Traitement. — Castex signale une observation de cranio-hydrorrhée qui disparut après une injection nasale forcée. Nous ne pensons pas que ce résultat suffise à justifier l'usage de ce traitement.

En effet, la cranio-hydrorrhée est un événement salutaire, auquel on doit des égards. Outre que toute tentative d'arrêt de l'écoulement est injustifiée, elle est inefficace. Cette impuissance, au point de vue curatif, peut s'aggraver d'une action nocive. Aussi doit-on recommander l'abstention de tout traitement local.

Saint-Clair Thomson a insisté sur les dangers des pulvérisations, injections ou autres moyens soi-disant thérapeutiques en raison des infections qu'ils réalisent.

Nous ne pouvons qu'appuyer ces conclusions. La seule thérapeutique permise est celle qui s'adresse à la cause. Les médicaments internes : le calomel, l'iodure de potassium, susceptibles d'influencer favorablement la marche de certains états encéphaliques, seront administrés selon les indications.

Dans les cas de tumeur cérébrale, dont le siège et la nature peuvent être précisés, on sera autorisé à pratiquer une intervention si on a des raisons de la croire efficace.

B. — Écoulement de liquide des sinus (Sinuso-Hydrorrhée).

Sous ce titre, nous désignons la variété de rhino-hydrorrhée dont le liquide prend sa source dans l'une des cavités annexes des fosses nasales.

L'aspect, la gravité et surtout le pronostic de l'affection variant avec le sinus atteint, nous devons distinguer la sinuso-hydrorrhée *a)* maxillaire, *b)* frontale, *c)* sphénoïdale.

a) SINUSO-HYDRORRHÉE MAXILLAIRE

HISTORIQUE. — Paget publie, en 1879, l'histoire d'une malade qui présenta, pendant huit mois, un écoulement nasal aqueux, durant nuit et jour, et où l'autopsie démontra l'existence de polypes de l'antre. Cette lésion fut considérée comme la cause de l'écoulement.

Deux ans après, Speirs, raisonnant par analogie, rattache à une lésion de l'antre un cas clinique identique à celui de Paget; mais son hypothèse n'a reçu aucune confirmation.

Dans ces deux cas, l'analyse ne permettait pas d'attribuer au liquide une origine cérébrale.

Nous avons signalé déjà le cas d'Anderson, dans lequel un écoulement nasal aqueux fut guéri par l'ablation de productions pathologiques, renfermées dans l'antre d'Hyghmore. En 1895, Edmond Meyer a enlevé du sinus maxillaire un polype kystique, et cette intervention mit fin à une hydrorrhée déjà ancienne. Delie a rapporté une observation d'hydrorrhée intermittente liée à l'existence d'une hydropisie du sinus maxillaire.

Un travail plus récent d'Arslan (1900) a trait à un flux aqueux abondant, compliqué de crises épileptiformes, et dont l'origine est rapportée au sinus maxillaire gauche. Gaudier a communiqué à la Société française de laryngologie (mai 1901) l'observation d'une malade atteinte depuis plusieurs années d'écoulement considéré comme de l'hydrorrhée idiopathique, et qui était dépendant d'une lésion de l'antre d'Hyghmore.

SYMPTOMATOLOGIE. — Voici comment, avec les documents signalés dans l'historique, on peut décrire la sinuso-hydrorrhée.

C'est un écoulement de liquide aqueux et limpide, tombant goutte à goutte d'une narine, intermittent chez quelques sujets, mais persistant chez d'autres nuit et jour, avec une assez grande abondance.

L'inclinaison de la tête en avant augmente l'écoulement qui, dans le cas d'Arslan, se transformait en courant continu.

Anderson a constaté la particularité suivante : lorsque son malade penchait la tête sur le côté opposé à l'écoulement, celui-ci subissait une augmentation. Cette pratique arrêtait l'hydrorrhée pendant quelques instants.

Le liquide, tantôt limpide comme de l'eau de roche, est d'autres fois légèrement visqueux. Dans certains cas il n'empèse pas le linge, mais il n'en est pas de même dans d'autres. La quantité émise dans les vingt-quatre heures peut varier de 100 à 500 grammes. Speirs dit que son malade pouvait facilement recueillir une once de liquide (29 grammes) en un quart d'heure, ce qui donnerait un total de deux litres et demi dans les vingt-quatre heures.

Cet écoulement durait nuit et jour, et, en raison de sa profusion, le malade était obligé de passer presque toutes ses nuits assis, la tête penchée en avant. La quantité de liquide ne subit pas de grandes variations chez un même sujet pendant la durée de l'affection et n'est sujette qu'à de rares intermissions.

Symptomes prodromiques. — *Début.* — L'affection peut survenir spontanément; mais, en règle générale, la sinuso-hydrorrhée maxillaire est précédée de céphalées tantôt violentes (Paget), tantôt légères, généralisées à toute la tête ou localisées au côté atteint. Certains malades accusent des sensations de pesanteurs vagues à la racine du nez ou dans la joue. Ces douleurs sont soulagées par l'écoulement.

Dans le cas de Delie, il existait un gonflement de la joue avec effacement du sillon labiogénien et tumeur au-dessus des dents.

Symptomes concomitants. — La sinuso-hydrorrhée reste souvent la seule manifestation pathologique.

Les troubles de la santé générale sont nuls. Toutefois, dans le cas d'Arslan, des crises épileptiformes suivirent la ponction des sinus.

Dans aucune observation on n'a noté de troubles oculaires. En outre, l'odorat, la gustation et l'audition sont intacts.

Examen rhinoscopique. — La muqueuse nasale est normale. Arslan a constaté que l'écoulement provenait du méat moyen, et notamment du point correspondant aux orifices des deux sinus, maxillaire et frontal. C'est le seul auteur qui ait réussi à discerner le point précis où venait sourdre le liquide.

Exploration des sinus. — Contrairement aux prévisions, la diaphanoscopie n'est pas d'un utile secours dans le diagnostic de cette forme de rhino-hydrorrhée; la présence de liquide, de polypes même, dans le sinus n'empêche pas toujours la marche des rayons lumineux.

Edmond Meyer a constaté que chez son malade la transillumination de la face donnait une égalité d'éclairage des deux côtés, bien qu'un des sinus fût rempli par un polype kystique baignant dans une abondante sécrétion aqueuse.

Par contre, la ponction des sinus est susceptible de fournir de précieuses indications sur l'état du sinus, à la condition d'en bien interpréter les résultats. S' ceux-ci sont positifs, il faut encore recourir à d'autres modes d'exploration en vue de bien établir que le sinus est le lieu d'origine de l'écoulement et non le réceptacle d'un liquide provenant d'une autre source. Quand la ponction du sinus est négative, l'écoulement réside en dehors de lui.

Marche, durée, terminaison. — La marche de la sinuso-hydrorrhée maxillaire est lente et continue. La durée maxima est impossible à préciser.

La terminaison a été très différente dans les divers cas.

Paget soumit sa malade au traitement suivant : sulfate de zinc à l'intérieur, à la dose quotidienne de neuf grains, dose qui fut doublée après quelques jours. — Au point de vue local, injections dans le nez avec une solution forte de sulfate de zinc. Au bout de six semaines, l'écoulement diminua graduellement et disparut. La santé parut bonne pendant encore un mois ; puis, sous des influences mal déterminées, peines physiques et morales, des symptômes d'une affection cérébrale se produisirent et entraînèrent la mort.

Le malade de Speirs fut soumis aux traitements locaux les plus variés ; l'extrait de seigle, la strychnine, les purgations furent administrés sans résultat. Suivant son inspiration, le malade bourra son nez de graisse d'oie, et, peu de temps après, l'écoulement diminua graduellement et disparut tout à fait.

La terminaison dans les cas d'Anderson, Meyer et Delie, Gaudier a succédé à une intervention pratiquée sur le sinus.

Étiologie. — Sur les 6 cas, nous trouvons 3 hommes et 3 femmes.

L'âge des malades variait entre dix-neuf et quarante-neuf ans. Trois malades avaient leur écoulement du côté gauche, un du côté droit ; pour les deux autres, nous n'avons pas d'indications. La profession de tailleur était incriminée par Speirs ; les antécédents sont peu connus. Comme cause plus immédiate certaine, Paget rapporte que sa malade avait reçu, six mois avant l'apparition de l'écoulement, un violent traumatisme sur le sinus frontal gauche.

Analyse du liquide. — Pratiquée par Paget, l'analyse du liquide donna lieu aux constatations suivantes. — La densité du liquide est trouvée différente à divers examens. Elle est de 1,004 dans un, et dans deux autres de 1,009 à 1,010. La réaction est faiblement alcaline ; le liquide contient des matières protéiques, probablement de l'albumine, mais pas de sucre; le résidu solide est en grande partie composé de sodium, il renferme aussi des phosphates et du fer.

Speirs se contente de dire que le liquide ne contient pas d'albumine. Dans le cas de Edm. Meyer, le liquide retiré du sinus était opalescent et contenait des cristaux de cholestérine.

Delie a également noté dans son cas la présence de cristaux de cholestérine.

Anatomie pathologique. — Paget rapporte ainsi l'autopsie de sa malade : « Il existe des symptômes de méningite diffuse sur de grandes étendues des lobes cérébraux et sur quelques points de la base du cerveau et du cervelet. La pie-mère est presque symétriquement infiltrée de lymphe molle, jaune verdâtre. La base du crâne, la lame criblée, les bulbes olfactifs et la dure-mère, qui sont en relations avec ces parties, sont sains.

» La muqueuse des cavités nasales et des sinus, excepté celle de l'antre gauche (côté de l'écoulement), est tout à fait saine; les parois osseuses sont normales. Mais dans l'intérieur du sinus existent deux végétations polypoïdes convexes, à large base d'implantation profonde, claires jaunes, contenant du liquide infiltré dans leur partie tendre, et couvertes par une membrane excessivement épaisse et unie, traversée par des vaisseaux sanguins; en outre, des kystes affaissés pendent de la paroi supérieure de l'antre. »

Le malade d'Anderson présentait, comme nous l'avons dit, un écoulement presque continu, augmenté par l'inclinaison de la tête du côté opposé. L'antre fut ouvert et donna issue à un liquide aqueux, analogue à celui du nez. Le drainage et des lavages astringents faits par l'orifice étant restés sans résultats, on ouvrit largement le sinus. La palpation avec le doigt montra une grande quantité de polypes, qui furent grattés vigoureusement et cautérisés. Cette intervention amena la guérison en six semaines.

Edmond Meyer a trouvé dans le sinus maxillaire d'une malade atteinte d'écoulement aqueux de l'une des narines un liquide séreux analogue à celui qui s'écoulait. Le sinus fut largement ouvert, et on constata à la paroi supérieure un petit lambeau, reconnu à l'examen microscopique comme un kyste vidé, dont les parois sécrétaient le liquide. La guérison suivit l'ablation de cette production.

Delie a constaté, à l'ouverture du sinus, l'existence de liquide aqueux. Le revêtement du sinus était formé par une muqueuse épaissie, très adhérente aux parois osseuses, circonstance qui fit considérer la lésion comme une hydropisie vraie du sinus maxillaire.

Dans le cas de Gaudier, il existait un polype muqueux dans le sinus.

PATHOGÉNIE. — Arslan dit, à l'occasion de son cas, que l'écoulement était probablement dû à une hypersécrétion vaso-motrice de la muqueuse du sinus maxillaire.

Cette muqueuse contient des glandes excessivement nombreuses et présente une très riche vascularisation sanguine et lymphatique; néanmoins, cette constitution anatomique ne paraît pas susceptible de donner naissance à un abondant écoulement, et, malgré le nombre élevé des glandes, la sinuso-hydrorrhée ne semble pas due à une simple hypersécrétion fonctionnelle : cette affection nécessite l'intervention d'un élément pathologique.

Les processus morbides pouvant amener une surproduction de liquide aqueux dans le sinus sont les suivants :

1. *La mucocèle.* — Suivant Jonathan Wright, la mucocèle présente des symptômes divers, parmi lesquels on doit citer : une sensation de douleur et de pesanteur dans la tête, et l'apparition d'*écoulement aqueux* pouvant durer plus ou moins longtemps. Nous avouons ne pas bien saisir par quel enchaînement de phénomènes la mucocèle peut provoquer une décharge de liquide aqueux. Outre que l'orifice d'écoulement est généralement oblitéré, le contenu du sinus n'est pas de l'eau, mais du mucus.

2. *L'hydropisie du sinus* peut plus aisément donner lieu à l'hydrorrhée, puisque le liquide est de même nature dans ces deux manifestations morbides.

Suivant certains auteurs (Zukerkandl), l'hydropisie dépend de conditions pathologiques mal définies, qui entraînent l'épaississement de la muqueuse et l'hypersécrétion glandulaire.

Giraldès, Berger, Magitot, ne reconnaissent pas au sinus maxillaire la faculté de sécréter, même dans des circonstances pathologiques, un liquide aqueux. Pour ces auteurs, l'hydropisie est due au développement d'un kyste très volumineux, remplissant la cavité du sinus : le liquide serait donc produit non par le revêtement muqueux, mais par la paroi interne du kyste.

Nous n'avons pas qualité pour juger le débat; il nous suffit de constater que, cliniquement, l'hydropisie existe. Quel que soit le processus pathogénique dont elle dépend, elle nous paraît parfaitement susceptible de s'accompagner de sinuso-hydrorrhée.

3. Les *néo-productions polypeuses* ou *kystiques* réunissent, à notre avis, les conditions les plus favorables à l'hypersécrétion du liquide aqueux, soit qu'elles déversent leur contenu à l'extérieur, soit qu'elles produisent par l'irritation constante des parois une exagération de la sécrétion des glandes encore capables de fonctionner.

4. Zuckerkandl, signale, en outre, une *modification de structure du revêtement interne du sinus.* Cette altération est caractérisée par la production de tumeurs arrondies, ayant l'aspect de kystes flasques ou de polypes hydropiques. Leur cavité n'est pas tapissée par un épithélium, mais contient un tissu conjonctif aréolaire, dont les mailles sont infiltrées de liquide séreux. Cette dégénérescence de la muqueuse de l'antre d'Hyghmore offre des conditions parfaitement aptes à produire l'hydrorrhée; le liquide, par suite de la multiplicité des kystes, est sécrété en grande abondance et il possède les qualités de limpidité qu'on observe cliniquement.

Un mode de dégénérescence analogue à celui que décrit Zuckerkandl a été observé par Paget qui, comme nous l'avons vu ci-dessus, a rencontré des végétations de consistance molle et infiltrées dans leurs mailles de liquide séreux ; il existait, en outre, des kystes affaissés pendant de la paroi supérieure de l'antre.

En résumé, il semble que la sinuso-hydrorrhée maxillaire reconnaisse généralement pour cause une hydropisie de l'antre d'Hyghmore ou une néo-production de nature myxomateuse.

b) SINUSO-HYDRORRHÉE FRONTALE

Nous ne connaissons aucune observation d'hydrorrhée venant du sinus frontal.

Néanmoins, *a priori*, l'existence d'une hydrorrhée ayant cette origine ne soulève aucune objection, car les lésions qui s'accompagnent d'écoulement aqueux (polypes, hydropisie) ont été rencontrées dans le sinus frontal. Il est naturel d'admettre que le liquide présente les mêmes caractères et les mêmes particularités que dans la sinuso-hydrorrhée maxillaire, mais il doit vraisemblablement s'accompagner des symptômes propres aux tumeurs bénignes du sinus frontal, c'est-à-dire de céphalées, de déformation de la région et de compression du globe oculaire.

c) SINUSO-HYDRORRHÉE SPHÉNOÏDALE

Le seul cas de localisation de l'hydrorrhée au sinus sphénoïdal que nous ayons pu recueillir est dû à Berg. Il concerne une femme de vingt-cinq ans, sujette à un écoulement intermittent par le nez de liquide clair. Antérieurement à ce phénomène, la malade avait éprouvé des céphalées terribles et des troubles oculaires qui se traduisaient par une faiblesse progressive de la vision.

L'existence étant devenue intolérable par suite de la persistance des douleurs, Berg pratiqua d'abord l'énucléation de l'œil; il fit ensuite, à travers la lame papyracée, l'ouverture des cellules ethmoïdales et du sinus sphénoïdal. Celui-ci était rempli de liquide clair. Cette opération amena la disparition complète des céphalées.

Berg porte le diagnostic d'hydropisie du sinus sphénoïdal et il fait dépendre de cette lésion l'écoulement, la céphalée et les troubles oculaires. Il semble ressortir de cette observation que les symptômes surajoutés à la cranio-hydrorrhée (céphalées, troubles oculaires) se rencontrent aussi dans les écoulements originaires du sinus sphénoïdal.

Traitement. — La thérapeutique des sinuso-hydrorrhées doit être dirigée contre la lésion. On choisira les méthodes chirurgicales les mieux adaptées au but qu'on se propose.

Diagnostic des rhino-hydrorrhées ectopiques

La connaissance exacte du siège de l'hydrorrhée extra-pituitaire est parfois impossible à établir avec les seuls éléments fournis par la clinique.

En effet, l'écoulement présente des caractères identiques dans la cranio-hydrorrhée et dans la sinuso-hydrorrhée. Le liquide a le même aspect aqueux, il s'écoule en général par une seule narine, il persiste nuit et jour avec de rares intermittences, et ses variations sous l'influence des attitudes de la tête sont à peu près semblables dans ces deux catégories de faits.

Les signes distinctifs tirés des symptômes concomitants sont peu accusés. La céphalée existe aussi bien dans l'écoulement venu des sinus que dans celui qui prend sa source dans le crâne. Toutefois il semble que dans la sinuso-hydrorrhée maxillaire la céphalée soit plus particulièrement localisée au côté malade et qu'elle atteigne un degré moindre que dans les cas d'écoulement de liquide céphalo-rachidien.

Lorsqu'on note l'existence d'une atrophie optique, cette constatation peut faire éliminer presque à coup sûr la sinuso-hydrorrhée maxillaire et frontale.

Mais, lorsque le sinus sphénoïdal donne naissance au flux aqueux, il peut reproduire les troubles que l'on observe dans les diverses formes d'hydrorrhée venant du cerveau. Les céphalées, l'atrophie du nerf optique, les phénomènes convulsifs et cérébraux peuvent accompagner une lésion du sinus sphénoïdal.

Ce défaut de signes cliniques différentiels doit faire utiliser d'autres modes d'exploration. La diaphanoscopie donne, ainsi que nous l'avons vu, peu de renseignements; la ponction des sinus, lorsqu'elle peut être pratiquée, fournit des données importantes pour le diagnostic.

Mais, lorsque tous ces moyens sont restés impuissants à préciser le siège de l'hydrorrhée, il faut recourir à l'analyse chimique qui, précisant la nature du liquide, indiquera dans une certaine mesure son origine.

Voici, selon Halliburton, les caractères du liquide céphalo-rachidien :

1° Il est parfaitement clair, transparent comme de l'eau et ne contient pas de sédiments.

2° Sa réaction est faiblement alcaline, il est sans saveur ou a un léger goût salé.

3° Son poids spécifique varie de 1,005 à 1,010.

4° Il n'est point visqueux et ne donne pas de précipité (mucine) par l'addition d'acide acétique.

5° A l'ébullition, on ne constate guère qu'un léger trouble indiquant la présence de la globuline et de l'albumine.

6° L'acide nitrique à froid donne un précipité qui disparaît à la chaleur et reparaît avec le refroidissement.

7° La saturation avec le sulfate de magnésium donnerait un précipité. La saturation avec le chlorure de sodium produirait aussi un précipité. Le sulfate d'ammonium serait essayé si les deux autres sels restaient sans effet.

8° Le liquide donnerait une couleur rose ou rose rouge, avec une trace de sulfate de cuivre et un excès de potasse caustique.

9° L'ébullition avec la liqueur de Fehling donne une réduction du cuivre (due à la pyrocatéchine ou quelque substance similaire).

10° La substance réductrice peut être obtenue par l'évaporation à siccité d'un extrait alcoolique du liquide. Elle se présente sous forme de cristaux en fines aiguilles.

11° La solution aqueuse de ce résidu ne fermente pas avec les levures.

Le liquide céphalo-rachidien a une composition assez stable. Par contre, le liquide des sinus subit des variations selon les cas; il est souvent d'une densité supérieure au premier, il contient des matières minérales et des matières animales en proportions variables. On y rencontre parfois des cristaux de cholestérine; la pyro-catéchine est toujours absente.

CARACTÈRES DIFFÉRENTIELS DES RHINO-HYDRORRHÉES ENTOPIQUES ET ECTOPIQUES

Les deux grands groupes que nous avons séparés se différencient d'une façon très nette par leurs manifestations, ainsi qu'on peut en juger par l'exposé que nous faisons de leurs principaux traits.

RHINO-HYDRORRHÉES ENTOPIQUES	RHINO-HYDRORRHÉES ECTOPIQUES
L'écoulement apparait chez des sujets atteints de tares diverses, mais n'ayant pas de maladie déterminée.	Des troubles d'origine cérébrale, consistant en céphalées, diminution de la vue, désordres nerveux variés, précèdent presque toujours l'apparition de l'écoulement.
Il est souvent immédiatement précédé de sensations anormales intra-nasales (chatouillements, picotements), parfois d'accès d'éternuements et de phénomènes réactionnels.	Les phénomènes irritatifs ou réactionnels, siégeant dans les fosses nasales, font toujours défaut.

Le liquide s'écoule des deux narines, avec prédominance d'un côté. Il est très rarement continu et cesse généralement pendant le sommeil. La quantité émise est sujette à de grandes variations.	Le liquide s'écoule d'une seule narine et persiste jour et nuit. Son abondance subit peu de fluctuations. Elle est cependant modifiée par certaines attitudes de la tête.
L'écoulement survient par crises dont le retour est souvent en relation avec diverses influences extérieures.	Les influences extérieures n'ont aucune action sur l'écoulement.
Il s'accompagne de larmoiement, de photophobie, d'éternuements; parfois il provoque des céphalées vagues, un abattement, une dépression nerveuse plus ou moins accentués.	Les troubles concomitants sont la céphalée, les lésions oculaires, les troubles nerveux, la paralysie des divers nerfs sensoriels, de quelques nerfs sensitifs ou moteurs.
Les céphalées succèdent à l'écoulement.	Les céphalées précèdent l'écoulement et sont soulagées par son apparition.
Souvent on constate des phénomènes congestifs et inflammatoires du côté du nez, des yeux et de la lèvre supérieure.	La lèvre supérieure et le pourtour des narines ne présentent aucun signe d'irritation.
La rhinoscopie montre des modifications pathologiques de la muqueuse plus ou moins accentuées : tantôt de la pâleur des cornets, d'autres fois de l'hypertrophie polypoïde flasque, et, dans certains cas, une dégénérescence polypoïde du cornet inférieur ou de la tête du cornet moyen.	La muqueuse nasale a un aspect normal.

La marche de cette hydrorrhée est très irrégulière; l'écoulement est intermittent, subit des temps d'arrêt fréquents et souvent très longs. Sa suppression, temporaire ou définitive, peut survenir sans préjudice pour la santé générale.	L'écoulement persiste pendant des années sans subir de variations. Les arrêts intermittents sont rares et provoquent une recrudescence des troubles céphaliques. La guérison spontanée est exceptionnelle.

CHAPITRE III

RHINO-HYDRORRHÉES ABERRANTES

Les deux groupes précédents doivent, par définition, englober toutes les hydrorrhées. Si nous en créons un troisième groupe, c'est pour ne pas troubler l'ordonnance de notre classification en y mettant des phénomènes obscurs et mal définis.

Nous signalons ici d'abord les hydrorrhées médicamenteuses, les écoulements provoqués par la muscarine et l'iodure de potassium.

Ce ne sont point, à proprement parler, des états pathologiques, aussi nous n'avons pas à décrire leur pathogénie; nous nous contentons de les mentionner.

Voici ensuite quelques cas, tout à fait singuliers, que nous n'avons su à quel groupe rattacher.

Prosser James rapporte l'observation suivante : Un monsieur, d'âge moyen, vint me trouver pour un écoulement continuel, coulant nuit et jour par les narines et par l'orifice des choanes. Il estimait à deux pintes (1,135^{cc}) par vingt-quatre heures la quantité du liquide, évaluation approximative, car une si grande quantité tombait dans la gorge qu'il était impossible de l'apprécier d'une façon précise. La nuit, l'oreiller était saturé, le malade ne pouvait se coucher en arrière sans être pris de toux spasmodique.

Il était de constitution fortement névropathique, avait des crises de désespoir et des impulsions de suicide.

L'examen du pharynx montrait le liquide coulant dans l'arrière-gorge. La membrane nasale était pâle et «bouillie», très légèrement gonflée. L'écoulement n'était pas irritant et n'excoriait pas la lèvre, le pharynx n'était pas congestionné.

Le liquide avait un poids spécifique de 1,010 à 1,015, contenait un peu d'albumine et de mucine, avec des traces de chlorure de sodium et de phosphates. L'écoulement subit pendant quelque temps des fluctuations comme quantité. Une fièvre typhoïde survint; et pendant la convalescence l'écoulement disparut complètement. La durée avait été de deux ans.

EKKERT rapporte l'observation d'une malade, âgée de trente-neuf ans, qui, sans présenter de phénomènes de nervosisme ni d'hystérie, fut prise un jour de picotement dans les fosses nasales, et constata, en même temps, qu'un liquide aqueux s'écoulait du nez. Le flux persista depuis presque sans intermissions, tantôt goutte à goutte, tantôt en flot; mais, peu après, survinrent des troubles bronchitiques et pulmonaires. Le phénomène particulier à ce cas est l'existence d'élévations brusques de la température, survenant entre cinq et six heures du matin, accompagnées de violents frissons, d'une aggravation de la toux, d'un abattement général et se terminant parfois par des sueurs.

Il est à noter que l'écoulement devient plus abondant un peu avant l'élévation de la température, diminue aussitôt celle-ci établie et reprend ensuite ses proportions ordinaires.

Pas de sensations subjectives, ni éternuements, ni chatouillements dans le nez; la malade ne sent la goutte que quand elle arrive à l'orifice extérieur du nez.

Le flux est presque exclusivement localisé à gauche; mais, si la malade tient sa tête dans la position verticale pour l'incliner ensuite, le liquide s'échappe des deux narines.

L'écoulement de la narine droite cesse bientôt, tandis que celui de la narine gauche continue d'abord en flot, ensuite en grosses gouttes qui ne s'arrêtent pas tant que la malade tient la tête baissée.

La quantité quotidienne de liquide excrété est de 120 grammes par jour; le travail ou les occupations en augmentent les proportions.

L'examen du nez ne dénotait aucune anomalie.

Le liquide est limpide, incolore, faiblement opalescent, de réaction alcaline. Il contient un peu d'albumine, mais pas de mucus. La densité est 1,006. Il diffère du liquide céphalo-rachidien par l'absence du sucre, sa faible teneur en principes minéraux; il diffère aussi du liquide hydrorrhéique par sa faible densité et l'absence de mucine.

Enfin, deux autres phénomènes attirent l'attention, ce sont la fièvre et la toux dont l'apparition a parfaitement coïncidé avec le début de l'écoulement. Selon M. Ekkert, ces deux symptômes ne sont pas une simple coïncidence, mais doivent probablement affecter des rapports avec le flux nasal.

L'analyse des urines n'a fourni aucune constatation anormale, et l'examen du sang, en vue d'y trouver les hématozoaires de Laveran, a donné des résultats négatifs. On peut donc éliminer, dans ce cas, l'influence des fièvres paludéennes.

Lorsque la malade a été vue par M. Ekkert, les troubles duraient déjà depuis deux ans; ils n'ont pas été amendés par les divers traitements qu'on a institués.

MM. Philip et Brown rapportent, sous le titre de *rhinorrhée cérébro-spinale,* l'observation suivante : Une femme de vingt-cinq ans est sujette depuis trois ans à un écoulement intermittent de liquide, par les narines, qui est devenu intolérable.

Ce phénomène est précédé d'une sensation de chatouillement entre les yeux. Alors on voit survenir des accès d'éternuement, au nombre de 40 environ. Ces accès commencent au réveil. A quelque heure qu'il ait lieu, ils durent de deux à trois heures. Ils cessent pour commencer de nouveau dans la journée.

Trait particulier : le flux apparaît très souvent sous l'influence d'une excitation nerveuse. L'idée de se rendre à l'église augmente considérablement la quantité de liquide, qui commence à s'écouler au moment où la malade termine sa toilette.

Les mouchoirs mouillés deviennent raides en se séchant, mais ne sont pas tachés.

La position de la tête a peu d'influence sur l'abondance de l'écoulement. L'apparition de celui-ci n'est jamais précédée de maux de tête, mais les crises sont toujours suivies d'une sourde douleur frontale, qui persiste trois à quatre heures.

Ces dernières particularités, jointes à ce fait que l'écoulement cessait pendant le sommeil et qu'il existait une légère conjonctivite sans lésions du nerf optique, font de cette observation un cas typique d'hypersécrétion de la muqueuse nasale.

Or, l'analyse du liquide montre qu'il présente tous les caractères donnés par Halliburton comme pathognomoniques de la rhinorrhée cérébro-spinale.

Pour terminer, rappelons le cas de Saint-Clair Thomson ayant trait à un malade qui, dans la journée, éprouvait un écoulement de liquide, comme le dégorgement subit d'une cavité. Ce malade avait l'habitude de renifler tous les matins une grande quantité d'eau, dans une large cuvette; en s'abstenant de cette pratique, le phénomène disparut. Saint-Clair Thomson pense qu'il s'agissait d'eau aspirée et retenue dans le nez, s'écoulant ensuite subitement.

Arrivé au terme de cette étude, nous devons reconnaître qu'elle n'a pu éclaircir toutes les conditions étiologiques et pathogéniques de l'hydrorrhée.

Elle fournit, néanmoins, pour la généralité des cas, les éléments nécessaires à la détermination du siège originel de l'écoulement, notion permettant d'établir d'une façon assez exacte la valeur et la signification de l'hydrorrhée.

CONCLUSIONS

I. L'hydrorrhée nasale, entité morbide, a vécu.

II. Le démembrement de cette individualité d'occasion conduit à la constitution de deux groupes naturels, délimités par le rôle pris par la pituitaire à l'écoulement.

III. Dans un premier groupe, la muqueuse nasale intervient directement dans la genèse de l'écoulement, mais par un mécanisme différent selon les cas, et sous des influences générales ou locales, encore imprécises, mais variées.

IV. Dans un second groupe, le nez sert seulement de lieu de passage à l'écoulement qui provient :

a) Du cerveau, et traduit un état pathologique encéphalique, de gravité variable ;

b) Des sinus, et, dans ce cas, est sous la dépendance d'une néo-production ou d'une hydropisie de ces cavités.

V. Quel que soit son point d'origine, l'hydrorrhée nasale est toujours un phénomène secondaire ; la sélection la plus rigoureuse ne peut réussir à isoler une catégorie de faits où l'écoulement soit un acte essentiel et primitif.

VI. Il faut donc, en présence du symptôme hydrorrhée, remonter aux causes, ou tout au moins à la source de l'écoulement, pour en pénétrer intimement la signification nosographique, et formuler les indications thérapeutiques particulières à chaque cas.

OBSERVATIONS DE CRANIO-HYDRORRHÉE

Observation I (Tillaux). — M. G..., opticien à Paris, se présenta chez moi, en décembre 1872, en me priant de le débarrasser d'un écoulement qui se faisait par le nez. Ce n'était pas qu'il en souffrît, mais, tenant constamment la tête inclinée en avant pour travailler à ses instruments d'optique, il était singulièrement gêné par la chute incessante d'une goutte de liquide. Je pensais d'abord à une hypersécrétion de la pituitaire, produite par un coryza, et lui fis part de mon opinion; mais il la combattit victorieusement en me faisant observer qu'il n'était pas enrhumé, que cet écoulement n'était pas récent et qu'il était continuel, surtout quand il baissait la tête, ce dont il me rendit immédiatement témoin. Fort embarrassé pour porter un diagnostic, je demandai à M. G... s'il pourrait me fournir une certaine quantité de ce liquide pour en faire l'examen : « Un litre, si vous voulez, » me répondit-il. Et, en effet, deux ou trois jours après, il m'apportait deux flacons pouvant contenir 200 à 300 grammes chacun (le malade évaluait à un quart de litre la quantité qu'il rendait chaque jour). M. C. Robin, que ce fait intéressait beaucoup, remit un flacon au célèbre pharmacien de l'hôpital Necker, M. Méhu, dont la compétence en ces sortes d'analyses est irrécusable. M. Méhu répondit à M. C. Robin que ce produit était du liquide céphalo-rachidien pur.

Le malade, anxieux de connaître le résultat de l'analyse, ne tarda pas à me revenir voir. L'interrogeant alors sur ses antécédents, j'appris que deux fois il avait été opéré d'un polype des fosses nasales. Il ne fut plus douteux pour moi que le liquide sortait du crâne par un pertuis siégeant à la voûte des fosses nasales, au niveau de la lame criblée, dans ce point où la paroi supérieure est réduite à une lamelle osseuse, pour ainsi dire papyracée. J'obtins de plus de cet homme, très intelligent, les renseignements suivants : la position de sa tête avait une influence considérable sur l'écoulement; s'il la portait en bas, l'écoulement était incessant; il diminuait s'il la redressait, et disparaissait complètement dans la position horizontale.

J'ai suivi M. G... depuis cette époque; il y a des variations dans l'écoulement du liquide, qui même, pendant plusieurs mois, a cessé de se produire, sans aucun traitement. A part un peu de céphalalgie de temps à autre, le malade n'éprouve pas le moindre trouble physique ni intellectuel, il jouit librement de toutes ses facultés et s'occupe de ses affaires comme par le passé. J'ai revu M. G... pour la dernière fois le 20 septembre 1873 : l'écoulement était aussi abondant que jamais.

[M. Tillaux a appris plus tard que le malade était mort en 1878 en présentant des phénomènes convulsifs.]

Obs. II (Mathieusen). — Le patient était un garçon, âgé de treize ans, qui, après une chute violente sur la tempe, resta inconscient pendant quelque temps. La nuit suivante, il souffrit d'épistaxis et de vomissements.

Environ deux mois après l'accident, il se présenta, se plaignant d'un écoulement nasal aqueux de la narine gauche et d'un goût salé. La santé générale est bonne. Cinq jours après, l'écoulement cessa.

L'examen microscopique révéla des corpuscules blancs, de petits filets de mucus et des cellules épithéliales pavimenteuses. Le poids spécifique était de 1006; la réaction, alcaline. Le liquide contenait de l'albumine, du sel, du sucre, et sa composition était absolument celle du liquide céphalo-rachidien.

Obs. III (Th. Leber, de Gottingen). — *Un cas d'hydrocéphalie avec atrophie post-névritique de la papille et écoulement persistant de liquide aqueux par le nez.*

Jeune fille de quinze ans et demi se présente en 1877, se plaignant d'une faiblesse de la vue. Hydrocéphale depuis la naissance, débile, petite, avec large tête, vision et intelligence bonnes dans l'enfance. Pendant la dernière année, la vue a commencé à faiblir. Depuis peu de temps, courtes attaques de vertige avec perte de connaissance; par moments, céphalées avec crises épileptiques.

Atrophie de la papille post-névritique, extérieur de l'œil normal, réaction pupillaire prompte; la vision permet seulement de compter les doigts et de distinguer les mouvements de la main. La circonférence de la tête mesure 61 centimètres. Catarrhe nasal, amygdales hypertrophiées, coryza, ganglions cervicaux indurés, dents cariées.

De l'année 1877 à l'année 1881, état stationnaire, fréquence plus grande des attaques d'épilepsie, qui se renouvelaient toutes les six ou huit semaines.

Vers la fin de 1881, ces manifestations elles-mêmes devinrent plus rares, et, vers la fin du mois de décembre de la même année, apparut un écoulement continuel de liquide aqueux tombant goutte à goutte de la narine. Jusqu'au 5 février 1882, l'écoulement cessa seulement une fois pendant une période de deux jours. A ce moment, l'œil droit est totalement perdu, la malade peut encore compter ses doigts avec l'œil gauche. Les mouvements des yeux sont normaux, les viscères normaux, l'urine ne contient ni sucre ni albumine, l'intelligence est intacte. L'odorat est aboli. L'écoulement est exagéré par l'inclinaison de la tête en avant. Il est plus abondant le matin que l'après-midi. Les fosses nasales sont normales. La quantité de liquide évacué varie entre 4^{cc}08, 12^{cc}6 et 32 centimètres cubes dans une heure.

Analyse du liquide. — Densité, 1007·8. Réaction faiblement alcaline; le liquide est absolument clair et inodore, il a un goût légèrement salé; il ne donne pas de sédiment au repos; il contient un très petit nombre de corpuscules de lymphe qui, dans les gouttes fraîchement recueillies, sont animés de mouvements amiboïdes. Certaines cellules rondes montrent dans leur intérieur des mouvements moléculaires actifs. L'ébullition avec l'acide acétique ne donne pas d'opacité, et, avec l'acide nitrique, une légère opalescence. Le réactif de Trommer donne une légère séparation de l'oxyde de cuivre; l'ébullition avec la liqueur de potasse, une coloration jaunâtre, qui disparait par une nouvelle ébullition. Le nitrate d'argent donne un précipité blanc; en évaporant, on obtient des cristaux de sel commun; en chauffant le léger résidu sur porcelaine, il devient brun.

Occasionnellement, l'écoulement cessa pendant des périodes de huit jours à quatre semaines. Pendant quelque temps, il se faisait du côté droit, mais ultérieurement il revint du côté gauche. L'état général de la malade s'améliora; les céphalées et la faiblesse disparurent; les crises convulsives reparurent de temps en temps et ne furent pas plus fréquentes pendant les périodes d'arrêt de l'écoulement.

Le supplément suivant d'analyse fut donné par le professeur Tollens. Le liquide dévie la lumière polarisée légèrement à gauche. Il réduit la liqueur de Fehling très légèrement (1 centimètre cube de liqueur de Fehling est réduit par 6^{cc}5 de liquide). En plus, on trouve des chlorures de sodium et de potassium, des traces de sulfate. Mélangé avec 5 volumes d'alcool absolu, il donne une légère opacité floconneuse. Le liquide évaporé à siccité et le résidu dissous dans l'eau donne une petite quantité de substance floconneuse molle, qui est insoluble dans l'eau, l'alcool, l'éther et l'acide acétique dilué, qui, avec la solution de Millon, donne une belle couleur rouge (matières protéiques). Enfin, le liquide contient des traces d'un acide qui est huileux et qui, avec une solution de perchlorure de fer, comme avec le chlorure de chaux, donne un dépôt, et qui, très vraisemblablement, est un acide gras en solution ou combinaison dans un alcali.

La malade est morte quelques années plus tard avec des phénomènes cérébraux.

Obs. IV (Toison et Lenoble). — *Comptes rendus de la Société de biologie*, t. III, série 9, 1891. Séance du 23 mai.

Une jeune femme de vingt-huit ans a fait, quatre ans avant, une chute violente dans un escalier. Traumatisme à la nuque. La santé au bout de peu de temps se rétablit. Depuis quatre mois environ, elle est atteinte d'un écoulement nasal plus ou moins abondant, parfois très considérable et qu'elle considère comme un début de coryza; mais celui-ci ne se produit point, et le flux continue en quantité variable.

Lorsqu'elle est vue pour la première fois, le 22 février 1891, le liquide est limpide, incolore, inodore et très fluide. La malade lui reconnaît un goût salé. Il y avait peu de doutes que ce liquide soit du liquide céphalo-rachidien. La quantité émise est de 300 centimètres cubes dans les vingt-quatre heures.

Examen microscopique. — Globules sanguins blancs en petit nombre, pas de globules rouges, mais quelques courts bacilles et un à deux microcoques.

Analyse chimique. — Réaction alcaline. Avec la chaleur faible, précipité qui ne disparaît pas par l'addition de quelques gouttes d'acide acétique et qui se produit même quand le liquide a été acidifié auparavant.

L'acide acétique produit un développement d'acide carbonique.

L'acide nitrique ne donne pas de précipité.

L'acide acétique et le ferro-cyanure de potassium ne donnent pas de résultat.

Acétate neutre de plomb donne un précipité blanc soluble dans un excès de réactif.

La densité à + 10° est de 1007,6.

Matières organiques	1gr 30
Matières minérales	8 80
Total de matières solides. . . .	10gr 10

Les chlorures sont à la dose de 0gr 84 par litre.

La plus grande partie du liquide est traitée par un excès d'alcool à 95°. Après vingt-quatre heures, le précipité est recueilli sur un filtre, traité par l'alcool, et dissous dans une petite quantité d'eau.

La solution devient opalescente sous l'influence de la chaleur. Elle donne un précipité avec l'acide acétique et le ferro-cyanure de potassium; elle ne réduit pas le sulfate de cuivre et la potasse caustique, mais donne plus directement la réaction au Randolph, caractéristique de la présence de peptones.

Le liquide contient une substance réductrice de la liqueur de Fehling, qui n'a pu être isolée.

Ultérieurement, la malade est revue, et son écoulement paraît un peu diminué: il est de 186 grammes dans les vingt-quatre heures.

OBS. V (WALLACE MACKENZIE). — *Un cas d'atrophie du nerf optique avec écoulement de liquide aqueux de la narine gauche.* (*Compte rendu du Congrès intercolonial de médecine d'Australie tenu à Sydney en 1892*, p. 500.)

Un garçon, robuste et intelligent, commence à souffrir à dix-sept ans de pénibles céphalalgies et de faiblesse de la vision; en même temps surviennent quelques attaques pendant lesquelles le malade tombe en défaillance. Il n'y a vraisemblablement pas eu de convulsions. Une névrite optique très marquée existe dans les deux yeux. La vue continue à faiblir et, à la fin de l'année, un écoulement aqueux s'écoule de la narine gauche. Les attaques cessent dès ce jour et n'ont pas reparu pendant un espace de deux ans.

A l'âge de vingt ans, il se présente à l'auteur avec une cécité absolue et un écoulement aqueux, clair et abondant. Il n'y a point de polypes du nez ni de condition anormale du nez ou du naso-pharynx ou des cavités accessoires.

Les yeux sont largement ouverts, les pupilles sont égales et légèrement sensibles à la lumière. Atrophie des deux papilles, pas d'hémorragies rétiniennes. La quantité de liquide émise est de 1 once (28 grammes) par heure; sa densité est de 1006.

OBS. VI (GROH). — *Wiener med. Blatter*, n° 9, 1888. Ref. in *Centralbl. f. Laryngol.*, janv. 1889.

Groh cite le cas d'un garçon de quatorze ans qui était imbécile et était atteint d'hydrocéphalie. L'inclinaison de la tête sur le côté droit donnait lieu à un abondant écoulement de liquide de la narine droite.

OBS. VII (Edouard MEYER). — *The Ophtalmic Review*, vol. VII, 1888, p. 99.

A la réunion de la British medical Association, en 1887, dans le débat sur le cas de M. Eymerys-Jones, le Dr Edouard Meyer rapporte une observation d'écoulement nasal aqueux, avec céphalées. Quand le liquide s'arrêta, des symptômes cérébraux se développèrent. Il existait une atrophie de la papille sans névrite.

L'analyse montra qu'il s'agissait de liquide céphalo-rachidien.

M. le Dr Meyer nous a dit que ce malade était mort avec des symptômes de complications cérébrales.

Obs. VIII (Priestley Smith). — Un homme, âgé de vingt-deux ans, se présente à la date du 17 février 1882. En 1876, à l'âge de dix-sept ans, il était en bonne santé, mais surchargé de fatigues et très sujet aux céphalées. Un soir, il porta ses mains à sa tête, tomba en arrière et devint inconscient. Pendant plusieurs mois, sa conscience resta plus ou moins complète, et il eut de temps à autre de violents délires, de violentes douleurs de tête, des vomissements fréquents et des attaques; il devint totalement aveugle. Environ quatre mois après son entrée à l'hôpital, il répond convenablement aux questions pressantes, ne peut tourner ses yeux en dedans ni en dehors; ses yeux ont des secousses, particulièrement le gauche; il existe une double névrite optique entraînant de l'atrophie; depuis quatorze à quinze mois, il est paralysé des extrémités inférieures. Miction et défécation involontaires.

Deux ans et demi après le commencement de l'attaque et justement quand il commençait à recouvrer l'usage de ses jambes, un liquide s'écoula de la narine droite goutte à goutte et avec persistance. Quelques mois après, un chirurgien lui enleva du nez un polype. L'écoulement s'arrêta et reparut à gauche.

Lorsqu'il est examiné par M. Priestley Smith, le 17 février 1882, le malade présente les phénomènes suivants : les jambes sont faibles, il ne peut marcher plus de quelques centaines de mètres. Les pupilles sont dilatées, les papilles atrophiées; pas de paralysie des muscles de l'œil. La narine droite est obstruée par une végétation polypoïde; le liquide s'écoule de la narine gauche. Parfois l'écoulement s'arrête pendant deux ou trois jours, et alors survient une douleur dans la tête, douleur qui disparaît avec le retour de l'écoulement.

Voici le résultat de l'analyse du liquide, pratiquée par le Dr Mac Munn : réaction alcaline; poids spécifique 1008; faible bande de séro-lutéine; au micro-spectroscope, le violet est très distinct, mais le bleu est aussi transmis. La chaleur seule ne donne lieu à aucun précipité; l'ébullition avec quelques gouttes d'acide acétique donne un léger trouble.

L'acide nitrique à froid produit une certaine opacité, qui se dissout dans un excès d'acide. Les chlorures sont abondants, les sulfates existent à l'état de traces. Pas de réaction rouge avec le chlorure de fer. L'ébullition avec le sulfate de cuivre et la potasse caustique donne lieu à une réaction violette, et un précipité brun rouge est formé après l'ébullition et le repos. La réaction violette dénotait simplement une protéide. Le liquide contenait une faible quantité d'albumine.

Obs. IX (Nettleship). — Une jeune fille de vingt-trois ans, avec les yeux proéminents, mais d'apparence saine, se présente à l'hôpital Saint-Thomas en novembre 1881. Depuis deux ans environ, elle est sujette à des palpitations et à des attaques d'hystérie, avec perte des sensations. Elle guérit de ces accidents; mais, six mois après, « elle oublie ses mots et sent un bouleversement du cerveau. » Pendant plusieurs semaines, elle garde le lit, avec céphalées et prostration. Pas de vomissements. En même temps la vue faiblit, devient mauvaise et reste stationnaire jusqu'au moment de l'examen. Les céphalées cessent et ne reviennent plus.

Les disques optiques montrent une atrophie de la papille; les pupilles sont larges et paresseuses; le champ visuel, particulièrement du côté gauche, est très rétréci. Deux mois avant de se présenter à l'hôpital, elle a constaté un écoulement profus de liquide clair, provenant exclusivement de la narine gauche. Le liquide ne produit aucun trouble quand la malade est au lit; il n'est pas manifestement modifié par l'abstinence de tout liquide pendant une journée entière, ni par un traitement par l'ergot, ni par les douches d'eau faiblement salée.

L'écoulement cessa environ un an et demi après son apparition.

Obs. X (Koerner). — La patiente est une femme âgée de trente-sept ans, qui vint à la clinique en avril 1890. Depuis l'âge de dix ans, elle a été déformée, et, depuis les huit dernières années, sa démarche est devenue faible et tremblante. Depuis quelques années, la faiblesse de ses yeux et de ses mains lui interdit l'exercice de sa profession de couturière. Il y a quatre mois environ, après de la toux et des éternuements, elle a commencé à souffrir d'un écoulement aqueux de la narine gauche. Le flux persiste nuit et jour sans interruption, il passe dans la gorge lorsque la malade penche la tête en arrière.

Les capacités mentales de la malade sont restreintes; elle rit sans raison, mais répond convenablement à une simple question. D'habitude elle s'asseoit et tient son mouchoir ou un verre sous son nez. Elle ne peut marcher seule sans assistance ou sans l'appui d'un objet rapproché; ses mouvements ne sont pas ataxiques; elle paraît surtout avoir une grande faiblesse dans les jambes. De la narine gauche coule presque incessamment un liquide clair et aqueux. Recueilli à divers moments, il s'élève à 15 centimètres cubes par heure. A l'analyse, le professeur Nasse trouva 1,18 o/o de matières fixes, et 0,75 o/o de cendres. La perte par ignition (Glühverlust, 0,43 o/o) est reconnue aisément comme de l'albumine. En raison de la petite quantité de liquide, la mucine ne peut être reconnue avec certitude; la cendre contient beaucoup de NaCl. Dans le côté droit du nez, rien d'anormal n'apparaît. Du côté gauche, hypertrophie considérable de l'extrémité antérieure du cornet moyen.

Du côté des yeux, on constate du nystagmus rotatoire. La pupille droite est normalement dilatée, mais la gauche est quelquefois plus grande. La pupille droite réagit bien à la lumière; mais la gauche ne réagit pas du tout à la lumière directe, tandis qu'elle réagit à l'accommodation. Des deux côtés existait une atrophie du nerf optique.

Il n'existait pas d'élargissement du corps thyroïde, pas de signes d'acromégalie.

La patiente, après être restée un certain temps en observation, retourna chez elle et mourut quatre mois et demi après.

L'écoulement nasal continua jusqu'à la mort.

Obs. XI (Saint-Clair Thomson). — Femme de vingt-cinq ans, se présente à l'auteur en avril 1896. Son aspect est celui d'une personne parfaitement saine. Deux ans et demi avant, elle a constaté une tendance croissante à sécréter de la narine gauche un liquide, qui s'est arrêté occasionnellement pendant une semaine ou un mois. Mais, depuis décembre 1895, l'écoulement a été continuel nuit et jour. La nature et la source du liquide ne furent point recherchés tout d'abord, et la malade fut traitée par le fer, les toniques et localement par les lotions alcalines.

En mai 1896, on racle quelques végétations rétro-nasales. L'écoulement continua comme avant et ne fut point modifié par les lotions nasales d'extrait d'hamamelis, et par un long traitement par la liqueur de Fowler.

En octobre 1896, M. Saint-Clair Thomson fait les observations suivantes: quand la malade penche la tête en avant, un liquide clair coule de la narine gauche comme le sang de l'épistaxis. L'écoulement (qui à ce moment était invariable depuis dix mois) coule, en règle générale, en avant et avec plus de rapidité lorsque la malade courbe sa tête. Lorsque la tête est renversée et dans le décubitus dorsal, le liquide coule dans la gorge et est dégluti.

La nuit, le liquide coule quelquefois sur sa lèvre et sur son oreiller ; cela se produit surtout quand la malade se couche sur le côté affecté. Quand elle est au lit, le liquide coule aussi dans la bouche et est dégluti, mais ne donne lieu jamais à des haut-le-cœur *(choking attacks)*. Pendant la nuit, dit la mère de la malade, il se produit des bruits de gargouillements *(choking noises)*.

Le liquide s'écoule invariablement du côté gauche, il est exagéré quand la malade a froid ; il n'est ni offensif ni sanguinolent, inodore et sans saveur désagréable ; son issue ne donne lieu à aucun éternuement ni irritation, l'odorat est conservé. Elle met hors d'usage cinq à six mouchoirs par jour, qui ne sont pas raidis par le liquide. Le nez présente une très légère excoriation de la lèvre supérieure et de l'orifice vestibulaire. A l'exception d'une légère congestion le long du bord du cornet moyen gauche, l'intérieur de la fosse nasale est normal. En mettant la malade dans la position de Killiars (menton appuyé sur la poitrine), on voit le liquide se collecter entre le septum et le cornet moyen, et, lorsque cet espace est rempli, le liquide coule entre l'agger nasi et le septum jusqu'à ce qu'il gagne la partie la plus élevée du v[illegible] d'où il tombe par gouttes de la pointe du nez.

Il n'y [illegible] vides, aucun indice d'une affection des sinus.

La s[illegible] Pas d'hypertrophie de la glande thyroïde [illegible]ements ; audition et vision normales. Pas de [illegible] ou intellectuels. Comme antécédents personnels, elle a eu, quatre années avant, des céphalées et des vomissements l'ayant obligée à garder le lit pendant quatorze jours. Il y a trois ans, elle a eu de la congestion des poumons, et souffrit d'un violent mal de tête ; elle présenta même quelques petites crises qui furent considérées plutôt comme de l'hystérie. Il ne paraît pas y avoir eu de convulsions, de délire, de perte de conscience, pas plus que de traumatismes sur la tête ou le nez.

Dans l'enfance, la malade a été souvent sujette aux maux de tête, qui se sont toujours amendés avec l'établissement du flux ; depuis que celui-ci est continu, il est particulièrement remarquable que les céphalées ont fait complètement défaut. Quand elles existaient, elles persistaient pendant des semaines. Elles étaient plus intenses sur le sourcil gauche, le point le plus élevé du côté malade à gauche de l'orbite, et le centre de la région occipitale.

L'examen chimique du liquide, pratiqué par MM. Helwett et Halliburton, conclut à la nature céphalo-rachidienne du liquide.

Saint-Clair Thomson a constaté la stérilité des fosses nasales; pour ne pas amener d'infection intra-cranienne, il engage sa malade à s'abstenir de tout traitement intra-nasal.

Pendant les périodes d'interruption de l'écoulement, il n'y eut pas de manifestations nouvelles, mais une recrudescence des maux de tête, qui reprenaient sur l'œil gauche, et sur le sommet et le derrière de la tête. Le retour des céphalées n'a pas eu lieu immédiatement après l'arrêt du flux, mais deux ou trois jours après. Elles atteignent leur maximum d'intensité dans les moments qui précèdent la réapparition de l'écoulement.

En mars 1899, l'état de la malade est resté identique.

Obs. XII. (Freudenthal). — Mme C. B... fut prise, en octobre 1898, d'une forte fièvre qui disparut en lui laissant une toux bronchique. Depuis, son nez se mit à couler constamment. Juste un an avant le début de l'écoulement, la malade commençait à se plaindre de douleurs dans la région frontale, au niveau de la racine du nez; ces douleurs persistaient nuit et jour et désespéraient tellement la malade qu'elle croyait en perdre la raison. Elle ne pouvait déplacer une chaise, se tourner dans son lit d'un côté sur l'autre, n'avait aucun désir et ne voulait s'occuper de rien. Cela dura neuf semaines. A cette époque, le Dr Sptyka, appelé en consultation, émit un diagnostic défavorable, principalement en ce qui concerne les douleurs, qui augmentaient de jour en jour. Cependant, des applications de glace, faites la nuit, ont amené une certaine amélioration.

Quand l'écoulement commençait, l'ouïe devenait plus fine. Elle a perdu le sens de l'odorat au début de l'écoulement. Le nez coulait très abondamment jusqu'au 8 décembre 1899, quand la malade eut un terrible accès de toux et de la fièvre. Après que cette fièvre se fut abaissée, l'écoulement devint moins profus, et ses sens s'émoussèrent de nouveau. Elle devint apathique et se plaignait constamment de douleurs sourdes dans la tête. Son sommeil était extrêmement agité, elle parlait sans cesse, sursautait dans le lit, criait et avait des secousses nerveuses; son état général à cette époque n'était pourtant pas aussi mauvais qu'en 1897. L'écoulement revint bientôt et avec lui reparurent tous les autres symptômes.

Mme B... vint me consulter le 10 juin 1899 et elle se plaignait principalement de son écoulement nasal. Elle employait plus de vingt mouchoirs par jour et était très tourmentée par cet écoulement continu. Celui-ci présentait des caractères particuliers, absolument différents de ceux que j'aie jamais vus. Il existait un écoulement continu et permanent de liquide aqueux par le nez, persistant nuit et jour. Il augmentait lorsque la malade penchait la tête en avant et s'écoulait avec force, comme si l'on avait ouvert un robinet. Il en était de même quand elle était couchée sur le côté, n'importe lequel, et lorsqu'elle se couchait à plat ventre. En se levant, le matin, les oreillers étaient saturés de liquide. Ce n'est que couchée sur le dos que l'écoulement cessait et que la malade se sentait plus à l'aise; mais alors elle était prise d'accès de toux à la suite du passage du liquide dans la gorge. La malade racontait que le Dr H. Knapp, qu'elle avait consulté, a porté le diagnostic de névrite optique; il lui a enlevé des polypes de la fosse nasale gauche. Sur le conseil de quelques médecins, elle a pris de la quinine à la dose de 3 grammes par jour pendant un mois, et est devenue sourde à la suite de ce traitement. Je puis confirmer tous les dires de la malade concernant cet écoulement et, en l'examinant par la méthode de Killian, la malade étant debout, la tête légèrement inclinée en avant, je pouvais facilement voir du liquide se collecter entre les cornets moyens et la cloison et s'écouler ensuite dehors. Assise et la tête légèrement rejetée en arrière, on pouvait voir des gouttes qui se formaient derrière la luette et tombaient une à une dans le pharynx.

Rien d'anormal dans le nez gauche; pas d'excoriations autour du vestibule ni sur la lèvre supérieure, mais toute la fosse nasale gauche saturée d'humidité. Par contre, le nez droit est remarquablement sec.

Dans les derniers jours de septembre, je lui ai enlevé un polype qui s'était formé dans la fosse nasale gauche.

Le 18 décembre, je l'ai trouvée au lit en proie à une attaque semblable à celles décrites plus haut. Il y a eu une rémission dans l'écoulement du liquide, immédiatement suivie de compression cérébrale. Ce jour-là, le flux se rétablit de nouveau, et aussitôt la malade commença à sentir mieux. Encore pouvait-on constater qu'elle, généralement si loquace, était pour ainsi dire hébétée, très lente dans ses mouvements et paraissait indifférente à son entourage. Elle se plaignait d'une bronchite qui la tourmentait beaucoup; mais, à l'examen, je n'en ai pas trouvé trace. La toux, qui était violente, était simplement provoquée par le liquide, qui tombait en bas, sur l'épiglotte, ou sur une autre partie du larynx. Peu de temps après, la malade se leva de nouveau, et, à présent, elle est dans le même état qu'auparavant, le liquide continuant à couler aussi abondant qu'autrefois; de temps à autre, elle devient triste pendant quelques instants, mais généralement elle est loquace. Son odorat est aboli, et l'ouïe est fortement compromise à la suite d'une otite moyenne catarrhale chronique.

Obs. XIII (Castex). — Une jeune femme de vingt-cinq ans se présentait à ma clinique, en 1897, pour y être traitée d'une surdité et d'écoulements transparents, abondants, qui fluaient de la fosse nasale gauche. Tous les matins, après son réveil, elle perdait un grand verre de ce liquide transparent. Pendant la journée, le phénomène se produisait si elle penchait la tête en avant, comme je pus m'en assurer à la clinique. Le trouble existait depuis deux ans et demi sans qu'aucun incident particulier eût précédé son apparition. La malade sortait du service de M. Babinski, à l'hôpital de la Pitié. L'analyse de ce liquide avait révélé qu'il s'agissait de liquide céphalo-rachidien. Cette jeune femme était, du reste, une hystérique avérée.

M. Babinski avait constaté des crises de nerfs, de l'hémianesthésie, le rétrécissement du champ visuel, etc. Je m'efforçai de voir par les rhinoscopies antérieures et postérieures quelque lésion pouvant expliquer ce flux insolite, mais je ne vis qu'une muqueuse pâle, sans perforations anormales.

Peut-être existait-il une fissure au niveau de la lame criblée, mais le regard n'y arrivait pas, même à l'aide de la rhinoscopie moyenne que je pratiquai avec un tout petit miroir.

La surdité, presque complète des deux côtés, s'expliquait par des otorrhées taries, reconnaissables aux opacités et aux déformations des deux membranes tympaniques. La malade avait encore des névrites optiques; son caractère était très bizarre.

Elle fréquenta plusieurs mois la clinique; mais, comme nos divers efforts thérapeutiques restaient sans résultat, elle nous abandonna.

Or, l'année dernière, en 1899, j'appris par M. Babinski que le suintement avait presque disparu à la suite d'une injection nasale pratiquée avec force. Y aurait-il eu refoulement de mucus concrété dans un orifice de communication naso-cranienne?

C'est ce que je ne puis établir.

BIBLIOGRAPHIE

Althaus. — *Medico-chirurgical Transactions,* 1869, vol. LII, p. 27, 1671.

Anderson. — Nasal hydrorrhœa (*Lancet,* 1892, vol. I, p. 474).

Anmanmus. — *Misc. Academ. anat. curious,* 1671.

Arslan. — Hydrorrhée nasale du sinus maxillaire avec crises épileptiformes (*Bollett. delle m. latt. dell' orecchio, etc.,* n° 11, nov. 1909).

Baron, cité par Huguenin.

Baxter. — A case of paroxysmal clonic spasm of the left rectus abdominis with symptoms pointing to the existence of gross intra-cranial disease (*Brain,* vol. IV, janv. 1882, p. 525).

Bean. — Hydrorrhée nasale (*New-York med. Journ.,* 10 déc. 1892).

Berbineau. — *Rev. hebdom. de laryngol.,* 1898, t. II, p. 1569.

Berg (H.). — Hydropisie du sinus sphénoïdal, trépanation de cette cavité (*Centralbl. f. Laryngol.,* 1891, VII, p. 358).

Berg (John), Stockholm. — Beitrag zur Kenntniss der Krankheiten der Nebenhöhlen der Nase und zur Lehre vom Ausflessen der cerebrospinal flüssigkeit durch die Nase (*Nordesk. med. Archiv.,* XXI, n° 3; from abstract in *Internat. Centralbl. f. Laryngol.,* 1891, vol. VII, p. 358, and *London med. Recorder,* 1889, vol. II, p. 504).

Bildoo, cité par Morgagni *in De sedibus et causis morborum,* liv. I, epist. XIV.

Blandin. — *Gaz. des hôpitaux,* 1840, p. 205.

Bosworth. — Hydrorrhée nasale (Extrait du *Treatise on disease of nose and throat,* vol. I, p. 258-271).

Brindel. — Note préliminaire sur la pathogénie de l'hydrorrhée nasale (*Journ. de méd. de Bordeaux,* 18 déc. 1898).

Broodie (Benjamin), cité par Saint-Clair Thomson, *in Rhinorrhée cérébro-spinale,* p. 53.

Castex. — *Bull. de laryngol.,* juin 1900.

Chatellier. — Canalicules perforants de la membrane basale de la muqueuse pituitaire hypertrophiée (*Ann. des mal. de l'oreille,* vol. XIII, p. 233).

Creswell Baber. — *Mucocèle du sinus frontal* (Soc. laryngol. de Londres, séance du 11 nov. 1896).

Creswell Baber. — *Hydrorrhée nasale, analyse du liquide* (Soc. laryngol. de Londres, 1898).

D'Astros. — *Les hydrocéphalies.* Paris, Steinheil, éditeur, 1898.

Davies. — *Lancet,* 1870, vol. II, p. 592.

Delie. — *Hydropisie du sinus maxillaire. Hydrorrhée nasale* (V° Réunion de oto-laryng. belges, 17 juin 1894, anal. *in Ann. des mal. de l'oreille,* 1894, vol. XX, p. 813.

Eliotson. — *Med. Times and Gaz.,* London, 1857, vol. XV, p. 290.

Ekkert. — Un cas d'hydrorrhée nasale (*Vratch,* n°s 5 et 6, 1901).

Fink. — *Internat. Centralbl. f. Laryngol.*, 1896, n° 9.

Fiquet. — *Bull. de laryngol.*, 1899, p. 285.

Fischer (H.). — *Deuts. Zeits. f. Chir.*, 1879, vol. XII, p. 369.

Fisher. — Rhinorrhée cérébro-spinale (*British med. Journ.*, 18 nov. 1899, p. 1414).

Forster. — *New-York med. Times*, 1852, vol. II, p. 113-115.

Forster. — Zur Pathologie des Gehirns (*Wirchow's Archiv*, Band XIII, 1858).

Freudenthal. — *New-York med. Journ.*, 31 mars 1900.

Garel. — *Le rhume des foins*. Paris, Baillière, édit., 1899.

Giraldès. — *Recherches sur les kystes muqueux du sinus maxillaire*. Paris, 1860.

Graefe (de), cité par SAINT-CLAIR THOMSON, *in Rhinorrhée cérébro-spinale*, p. 109.

Groh. — *Wiener med. Blätter*, n° 9, 1888 (ref. *in Centralbl. f. Laryngol.*, janv. 1889).

Guéneau de Mussy. — *Cliniques méd.* Paris, 1870.

Guntz, cité par WOLLENBERG (*Archiv f. Psychiatrie*, Band XXXI, Hefte 1 et 2, 1898).

Gutsche. — Analysé dans *Centralbl. f. Laryngol.*, Band XI, S. 160, 1895.

Halliburton, cité par SAINT-CLAIR THOMSON, *in Rhinorrhée cérébro-spinale*, p. 17.

Hector Cameron. — *British med. Journ.*, 17 mai 1884, p. 880.

Hoppe Seyler. — *Physiol. Chemie*. Berlin, 1881, S. 605-608.

Huguenin, cité par HENLE, *Mitteilungen aus den Grenzgebieten der Medizin und Chirurg.*, 1896.

Jacobson. — Congrès international de médecine (section de rhinologie), Paris, 1901.

Jankelevitch. — *Rev. hebdom. de laryngol.*, 1897, n° 51.

Joal. — Le rhume des foins (*Rev. hebdom. de laryngol.*, 1895).

Julius Lazarus. — *Archiv f. Physiol.*, 1889.

King. — *The London med. and surg. Journ.*, vol. IV, 1834, p. 823.

Koerner. — *Zeits. f. Ohrenheilk.*, Band XXXIII, Heft 1, juillet 1898.

Lannois. — Soc. fr. de laryngol., 1899 (*Bullet. et mém.*, p. 394).

Leber. — Un cas d'hydrocéphalie avec écoulement persistant de liquide aqueux par le nez (*Von Graefe's Archiv f. Ophtalmol.*, XXIX, 1883, p. 273).

Leflaive. — Thèse de Paris, 1887.

Leflaive. — Asthme d'été (*in Traité de méd. Debove et Achard*, 1892).

Lermoyez. — Soc. fr. de laryngologie, 1899.

Lermoyez et **Mahu.** — Traitement des affections du nez par les applications d'air chaud (Soc. fr. de laryngol., 1900, *Bullet. et mém.*, p. 55).

Lichtwitz. — Contribution à l'étude de l'hydrorrhée nasale (*Archiv. clin. de Bordeaux*, déc. 1892, p. 546).

Mac Caskey. — Tumeur du cervelet avec écoulement de liquide céphalo-rachidien (*New-York med. Journ.*, 31 mars 1900).

Mac Donnald. — *Treatise on disease of the nose*, 1892.

Mackenzie (W.). — *Transactions of the intercolonial med. Congress in Australia.* Third session held in Sydney in 1882, p. 500.

Magitot. — Soc. de chirurgie (*Bull. et mém.*, t. XIV, 1888, séances des 28 mars et 11 avril).

Mahu. — Rhinite spasmodique et fièvre palustre (Soc. fr. de laryngol., 1900, *Bull. et mém.*, p. 181).

Massoulard. — Thèse de Lyon, 1887.

Mathieusen. — *Norsk Magazim for Loergeridenskaben*, p. 41, janv. 1887.

Meissner, cité par HUGUENIN.

Melville Hardie. — *New-York med. Journ.*, 6 sept. 1890.

Melzi (U.). — Un cas d'hydrorrhée nasale (*The Journ. of laryngol.*, déc. 1889).

Mermod. — *Ann. des mal. de l'oreille*, t. XXII, 4 avril 1896.

Meyer (Édouard). — *The Ophtalmic Rev.*, vol. VII, 1888, p. 99.

Meyer (Edmond). — Soc. berlin. de laryngol., 8 nov. 1895; anal. *in Ann. mal. de l'oreille*, 1896, t. II, p. 207.

Mignon. — *Archiv. internat. de laryngol.*, 1899, p. 176.

Mignon. — La rhinorrhée cérébro-spinale (*Presse méd.*, 25 avril 1900, p. 203).

Milles, cité par HUGUENIN.

Molinié. — *L'asthme des foins et le coryza spasmodique* (Thèse de Paris, 1894).

Molinié. — L'asthme des foins et les rhinites spasmodiques vasomotrices (*Gaz. des hôpit.*, 6 mai 1899).

Molinié. — De l'hydrorrhée nasale (Soc. fr. de laryngol., 1900).

Morgagni. — *De sedibus et causis morborum*, liber I, ep. XV, art. 21.

Moure. — *Manuel des maladies des fosses nasales*, p. 172.

Natier. — *Pathogénie et traitement de l'asthme des foins* (Thèse de Paris, 1889).

Natier. — . rhinorrhée symptôme de neurasthénie (*La Parole*, 1900-1901).

Nettleship. — *The Ophtalmic Rev.*, vol. II, 1883, p. 1.

Nothnagel. — *Wiener med. Blatter*, n°s 6, 7 et 8, 1888 (ref. *in Centralbl. f. Laryngol.*, Band V, 1889.

Paget. — *Med. Press and Circular*, 1878, p. 432.

Peikory. — *Internat. klin. Rundschau*, 24 nov. 1889.

Philip et Browns. — Rhinorrhée cérébro-spinale et hydrorrhée nasale (*Medicine*, déc. 1900).

Poulson. — *Med. Soc. Christiania Reports*, 1895 (anal. *in Journ. of laryngol.*, vol. XI, 1896, p. 114).

Priestley Smith. — *Ophtalmic Rev.*, London, 1883, vol. II, p. 4.

Priestley Smith. — *Ophtalmic Rev.*, London, 1883, vol. II, p. 4.

Quincke, voir d'ASTROS, *Les hydrocéphalées*, p. 14.

Rees. — *London med. and surg. Journ.*, 1834, vol. IV, p. 823.

Retzius. — *Stud. über d. Anat. d. Nervensyst., etc.* Stockholm, 1875.

Robert. — *Bull. de l'Acad. de méd.*, XVIII, 7 déc. 1852, p. 240.

Sajous. — Rhinite hyperesthésique (*Univers med. Journ.*, sept. 1893).

Schwalbe. — Der arachnoidoruns ein Lymphraum (*Centralbl. f. d. med. Wissens.*, 1869, n° 30, s. 465).

Sedwick, cité par HUGUENIN.

Sicard. — Perméabilité méningée, etc. (*Comptes rendus des séances de la Soc. de biologie*, 3 nov. 1900).

Sheppegrell. — *Journ. amer. med. Assoc.*, 26 fév. 1898, p. 430.

Speirs. — *Lancet*, 5 mars 1881, p. 369.

Spencer Watson. — *Maladies du nez*, London, 1890.

Saint-Clair Thomson. — *The cerebro-spinal fluid, its spontaneous escape from the nose.* London, 1899.

Tillaux. — *Traité d'anat. topographique*, 1884, p. 54.

Toison et Lenoble. — *Comptes rendus de la Soc. de biologie*, t. III, série 9, 1891.

Trousseau. — *Clin. méd. de l'Hôtel-Dieu*, p. 462.

Trousseau, cité par d'ASTROS, *in Les hydrocéphalies*, p. 299.

Vassal. — *Les rhinites spasmodiques* (Thèse de Paris, 1897).

Vieusse. — *Gaz. hebdom. de méd. et de chirurgie*, t. XVI, 1879, n° 19, p. 298.

Willis. — *Opera omnia :* Cerebri anatomia, cap. XII: Amstelodami, CLXXXII.

Wollenberg. — *Archiv f. Psychiatrie*, Band XXXI, Hefte 1 et 2, 1898.

Wright. — *Twentieth century Practice*, vol. VI, 1896, p. 93.

Zuckerkandl. — *Anatomie des fosses nasales* (trad. Lichtwitz et Garnault), p. 347 et p. 371.

TABLE DES MATIÈRES

Bordeaux. — Imprimerie G. GOUNOUILHOU, rue Guiraude, 11.

EN VENTE

A la Société d'Éditions scientifiques

Bordeaux. — Impr. G. GOUNOUILHOU, rue Guiraude, 11.

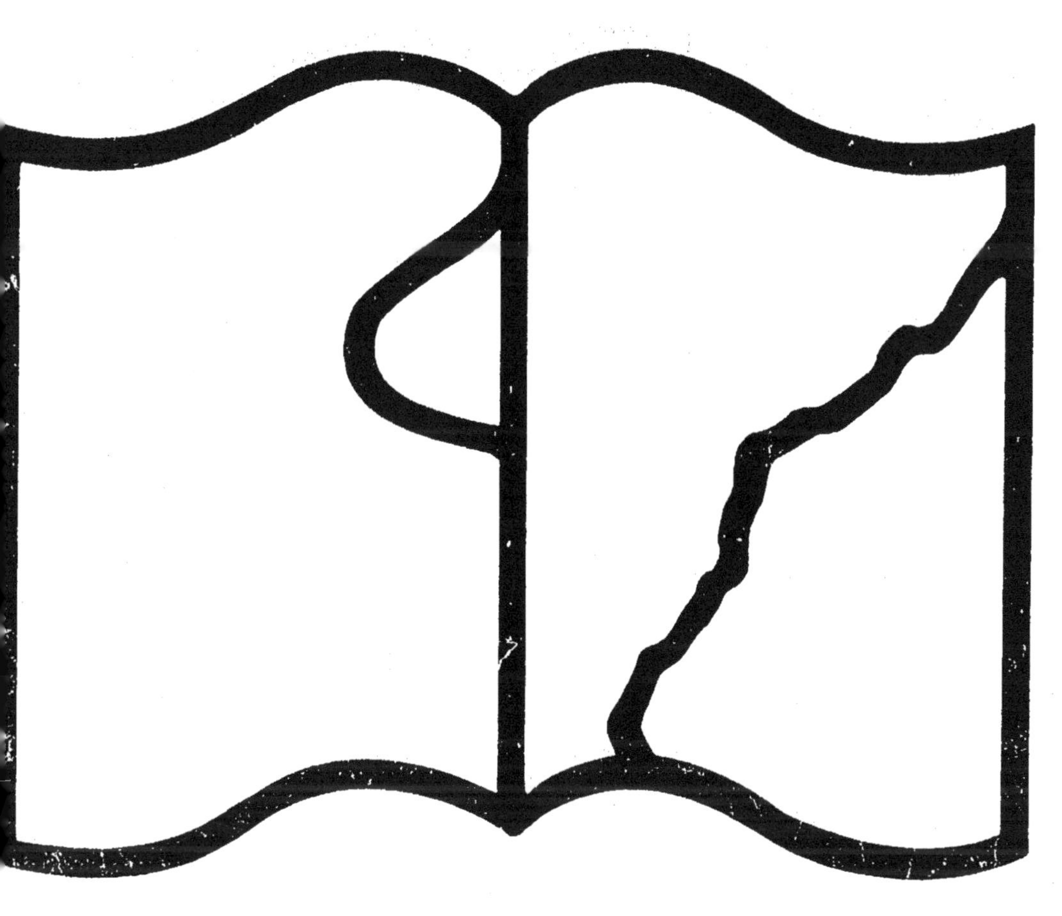

Texte détérioré — reliure défectueuse

NF Z 43-120-11

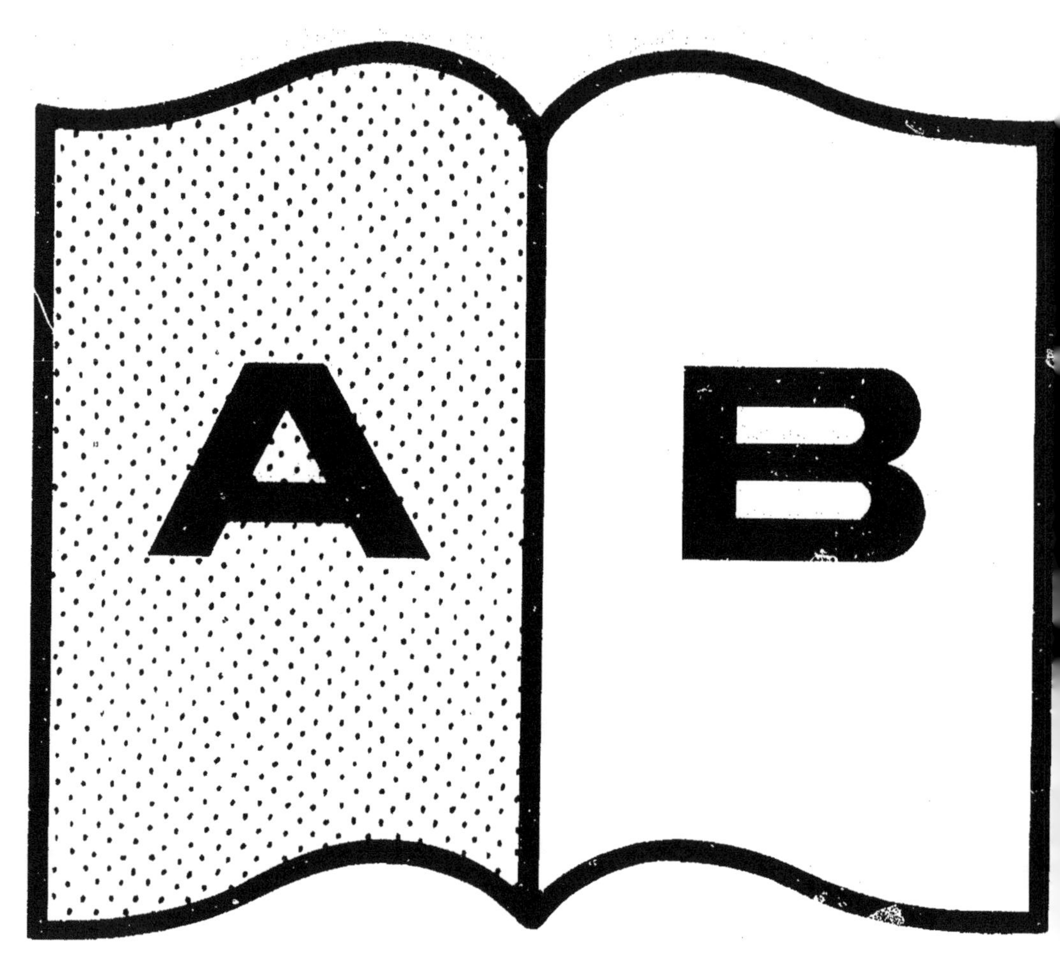

Contraste insuffisant

NF Z 43-120-14

www.ingramcontent.com/pod-product-compliance
Ingram Content Group UK Ltd.
Pitfield, Milton Keynes, MK11 3LW, UK
UKHW012240240726
13966UKWH00003B/1195